Dr. med. Franziska Rubin

Meine Gesundheitsretter aus der Natur

FÜR EIN STARKES IMMUNSYSTEM

Die besten Hausmittel gegen Erkältung, Erschöpfung und Co.

Sanfte Selbstbehandlung: mit Blitzanwendungen und Rezepten

Inhalt

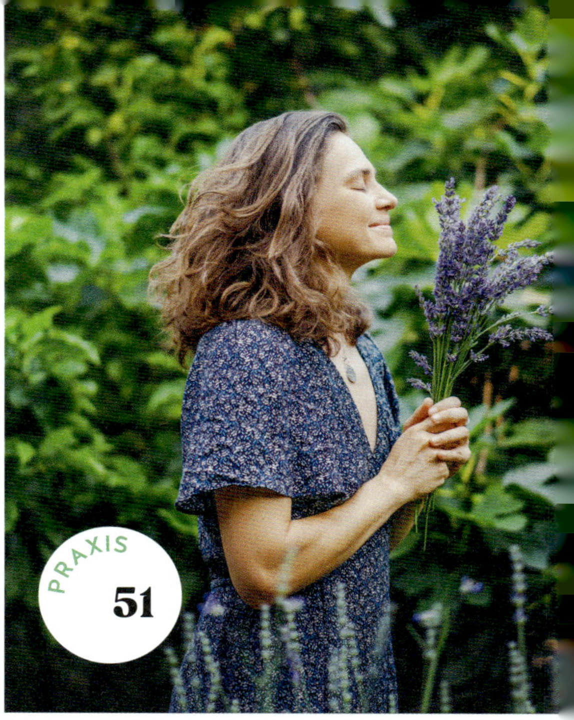

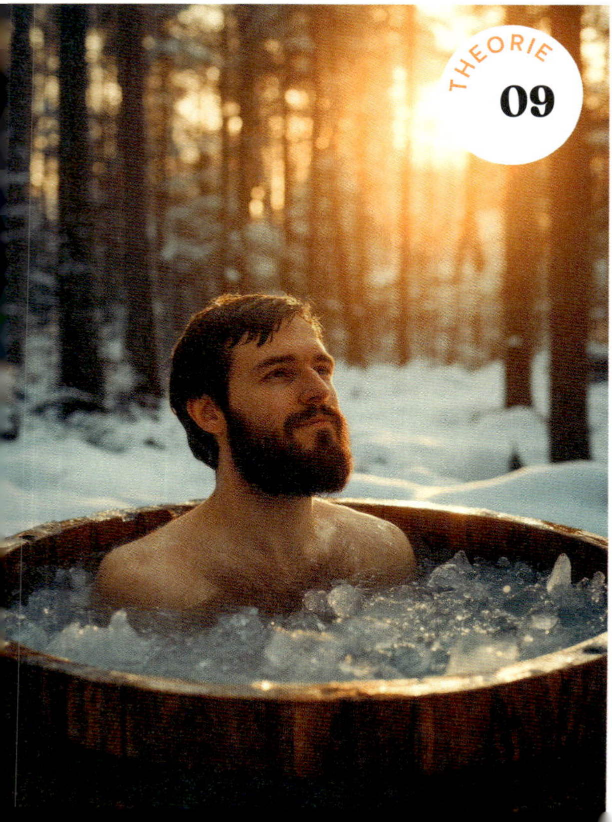

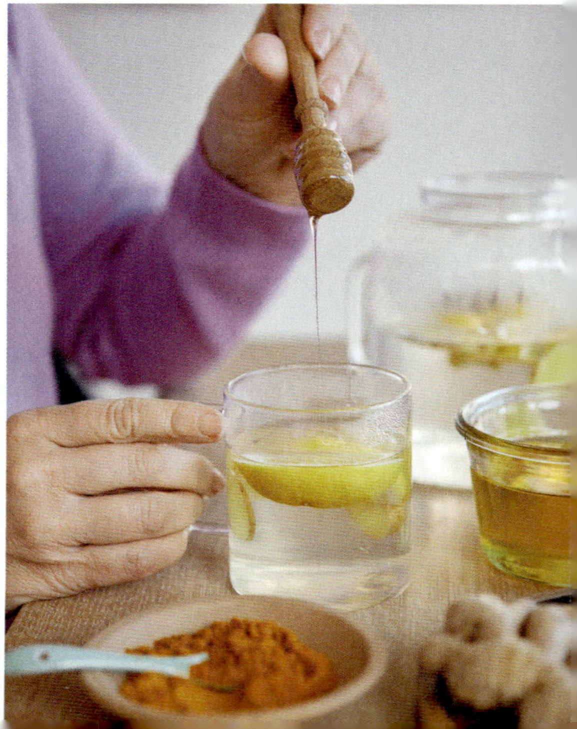

Theorie

Praxis

Anhang

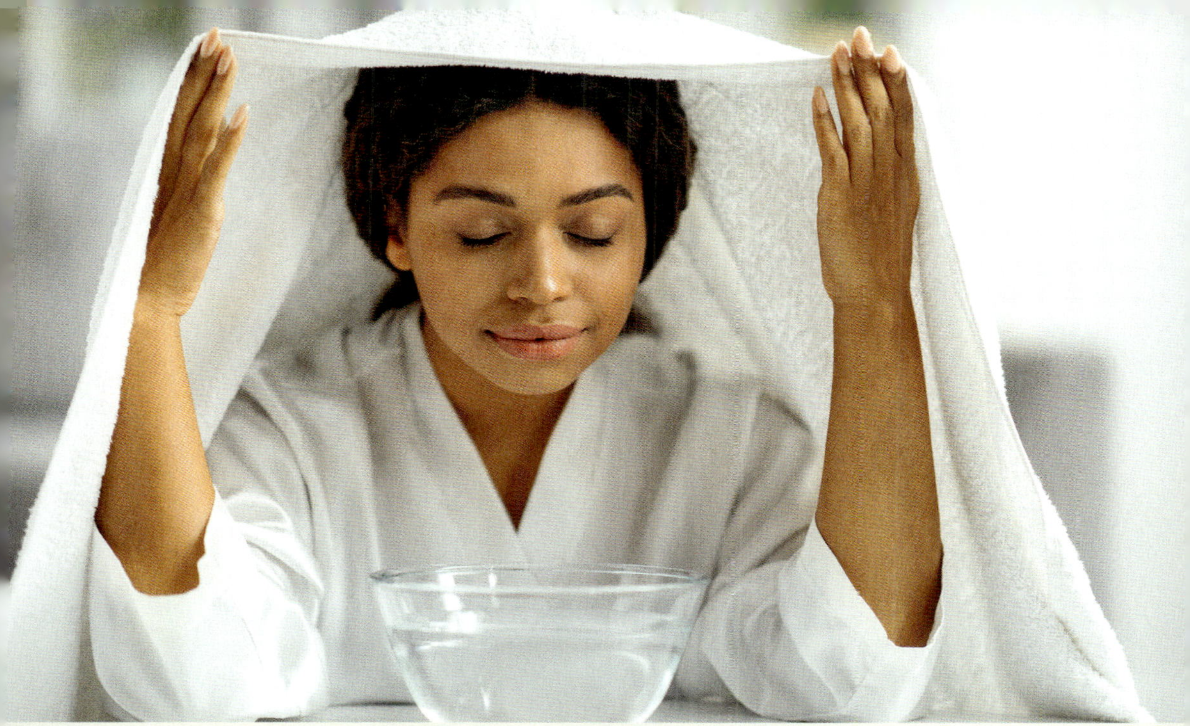

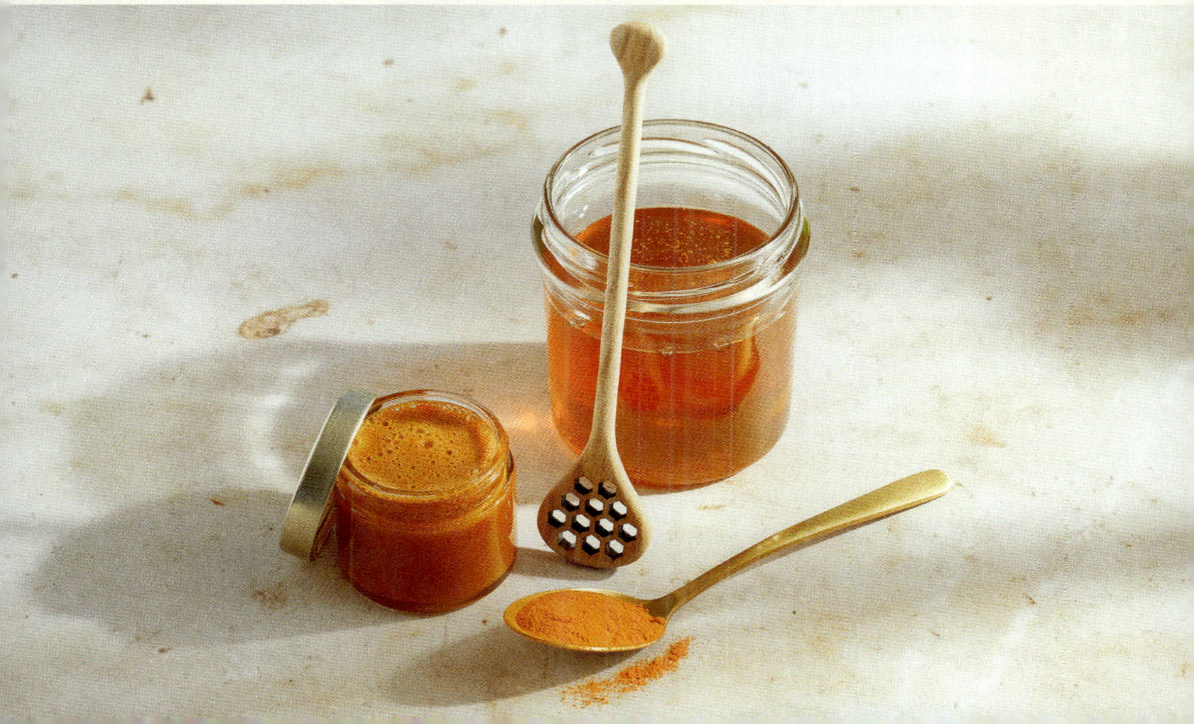

Die Natur ist die beste Apotheke.
Sebastian Kneipp

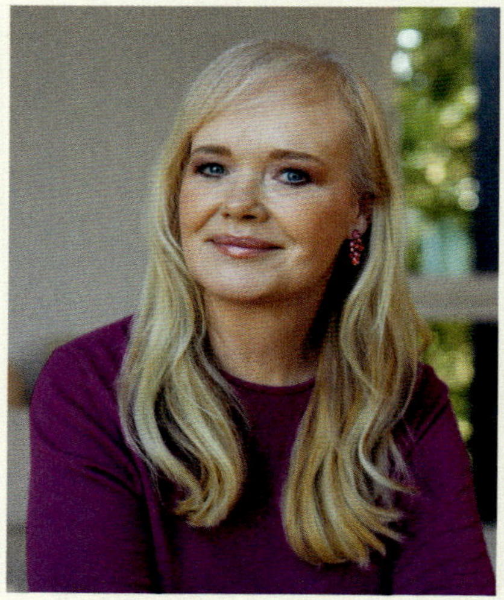

DR. MED. FRANZISKA RUBIN

Dr. med. Franziska Rubin ist Ärztin, TV-Moderatorin, Medizinjournalistin und Bestsellerautorin. Ihr Herz schlägt für die Naturheilkunde und sie setzt auf bewährtes Wissen aus der Hochschulmedizin sowie der Komplementärmedizin. Sie weiß: Gerade für das Immunsystem ist es wichtig, seinen inneren Arzt mit den richtigen Hausmitteln und Verhaltensänderungen zu stärken. Fast 18 Jahre präsentierte sie die Sendung »Hauptsache Gesund« des MDR und sie ist Kneipp-Bund-Gesundheitspreis-Trägerin.

Liebe Leserinnen und Leser, wir leben in einer Zeit, in der alles möglichst schnell gehen soll, auch das Gesundwerden. Deshalb greifen wir, wenn es uns nicht gut geht, oft übereilt zu Pillen und Tabletten oder bekommen sie verschrieben. Die beste Lösung ist das nicht unbedingt. Denn viel zu viele Arzneimittel können auch krank machen. Antibiotika zum Beispiel helfen uns fix, aber zerstören auch unsere Darmflora und damit den Großteil unseres Immunsystems. Was uns noch anfälliger macht für neue Keime.

Doch zum Glück geht es auch anders. Die Naturheilkunde setzt auf natürliche Mittel, die oft sanfter sind, dabei aber keinesfalls wirkungsloser. Sie verfolgt zudem einen ganz anderen Weg als die klassische Schulmedizin: Ihr Ziel ist es, den inneren Arzt zu aktivieren, damit sich der Körper selbst helfen kann. Das Potenzial dazu hat er und die treibende Kraft ist das Immunsystem.

Tees, Güsse, Wickel und viele andere ebenso einfache wie wirkungsvolle Rezepturen und Hausmittel helfen, die körpereigenen Abwehrkräfte zu stärken und uns immun zu machen gegen Viren und Co. Sie setzen Impulse, die Körper und Geist zuweilen brauchen, um wieder in Balance zu kommen und im Falle eines Falles gesund zu werden. Und sie geben uns das wunderbare Gefühl, selbst ganz viel dazu beitragen zu können, dass es uns gut geht. Allein dieses positive Gefühl der Selbstwirksamkeit beflügelt ungemein.

Ich wünsche Ihnen alles Gute und viel Erfolg mit diesem Buch!

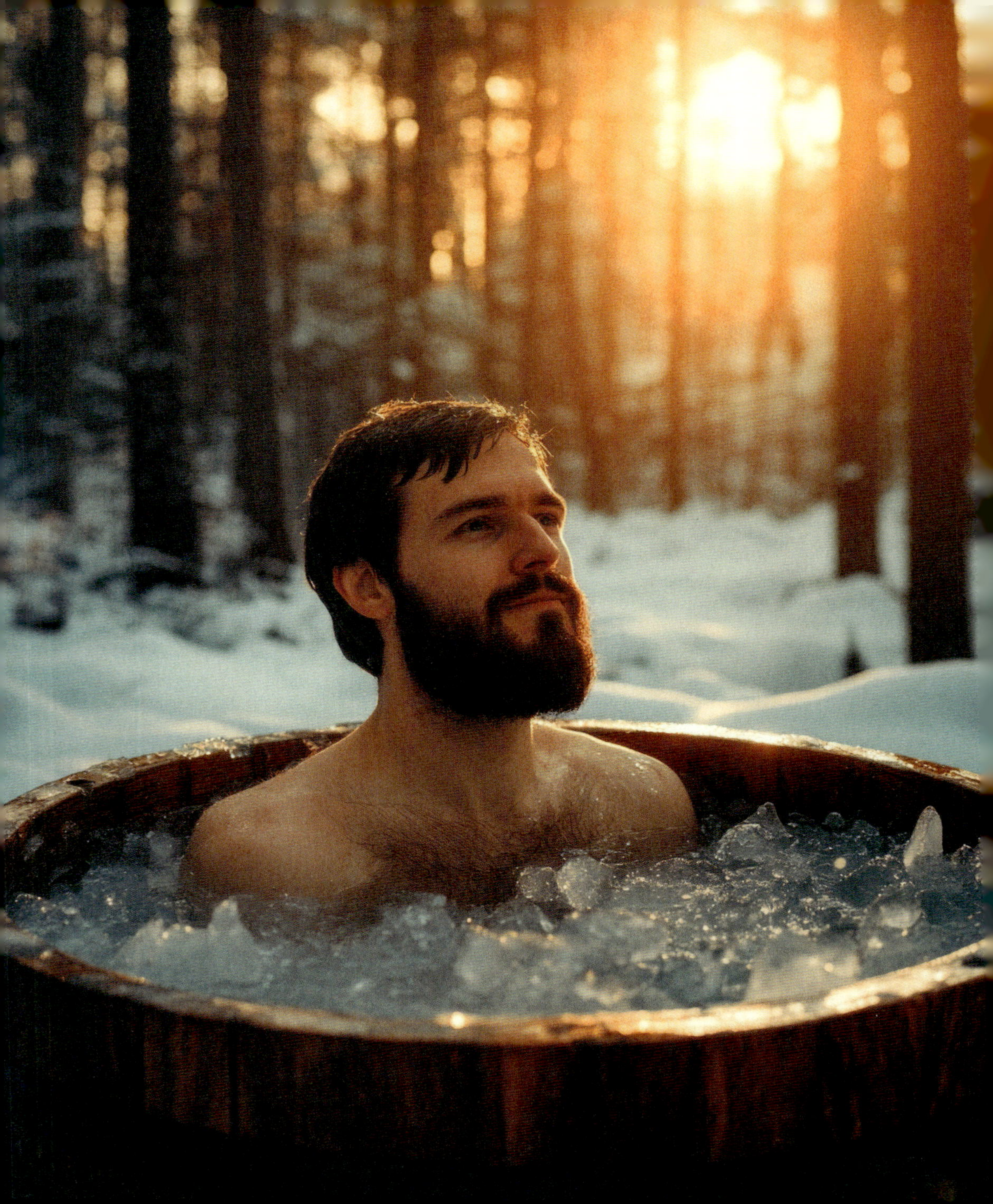

Theorie

Die Aufgabe des Immunsystems ist, Krankheitserreger zu erkennen und unschädlich zu machen. So sorgt es dafür, dass wir gesund bleiben.

So schützt sich der Körper

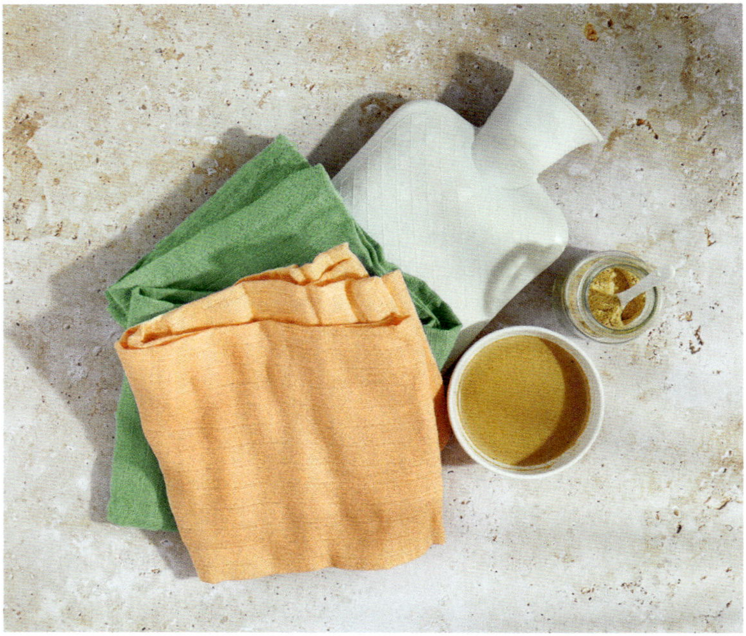

Auch wenn unser Körper auf den ersten Blick ziemlich robust erscheint (und es auch ist), genügen manchmal Kleinigkeiten, um uns aus der Bahn zu werfen. So ist zum Beispiel schon ein ganz normaler Schnupfen durchaus dazu in der Lage, uns für eine Weile auszuknocken. Eine Blasenentzündung macht jeden Toilettengang zur Tortur. Ein kleiner Kratzer kann zu einer ernsthaften Entzündung führen. Und manchmal genügt ein Bissen von einem verdorbenen Lebensmittel, um Magen und Darm komplett durcheinanderzuwirbeln. Zwar sind die Verursacher all dieser Infekte mikroskopisch klein. Trotzdem steht fest, dass Viren, Bakterien, Pilze und andere Krankheitserreger unser Wohlbefinden immens beeinträchtigen und unsere Gesundheit mitunter stark schwächen können.

Damit genau das nicht passiert – oder zumindest nicht in großem Ausmaß und über eine lange Zeit –, ist in unserem Körper rund um die Uhr ein hoch spezialisiertes »Abwehrteam« im Einsatz, das nur eine Aufgabe hat: Krankheitserreger zu erkennen und unschädlich zu machen. Je stärker diese Taskforce ist, desto besser sind wir vor Keimen und Co. geschützt. Oder anders ausgedrückt: Ein starkes Immunsystem sorgt dafür, dass wir gesund bleiben und es uns gut geht.

Verteidigungsstrategien des Immunsystems

Ehe Krankheitserreger in unserem Körper Schaden anrichten können, müssen sie erst einmal ein paar Barrieren überwinden:

- *Als Erstes ist da die Haut, deren Hornschicht und natürlicher Säureschutzmantel – sofern sie intakt sind – schon mal eine ziemliche Hürde darstellen.*
- *Die Schleimhäute, etwa in der Nase, im Mund, in den Atemwegen und im Magen-Darm-Trakt, bilden eine weitere etwas empfindlichere, aber durch spezielle Abwehrzellen geschützte Schicht im Inneren.*
- *Dazu kommen Millionen sogenannter Flimmerhärchen, die beinahe die gesamte Schleimhaut des Atemtrakts überziehen und die Atemwege sauber halten. Befeuchtet von einem wässrigen Schleim bewegen sie sich wellenartig hin und her, »fangen« Keime oder auch Staub und befördern beides Richtung Rachen oder Nase, wo sie dann geschluckt oder nach außen transportiert werden.*
- *Die Tränenflüssigkeit der Augen und der Speichel im Mund haben eine besondere Zusammensetzung von Abwehrzellen, die Krankheitserreger erkennen und abwehren.*
- *Im Magen erwartet die »Eindringlinge« mit der Magensäure eine starke Barriere. Sie zerstört den Großteil der Erreger, die es bis hier geschafft haben. Genauso bildet die Darmschleimhaut einen stabilen Schutzwall.*
- *Gelingt es Krankheitserregern dennoch, diese Barrieren zu überwinden und in die Blutbahn zu gelangen, geht es erst richtig los. Dann nämlich übernehmen bestimmte Blutkörperchen und hoch spezialisierte Zellen das Abwehrkommando. Bühne frei für die Immunabwehr!*

Die angeborene Immunabwehr

Weil nicht einmal die Kleinsten vor Krankheitserregern gewappnet sind, verfügt unser Körper von Geburt an über eine gewisse Immunabwehr.

- *Dazu gehören zum einen bestimmte weiße Blutkörperchen, die ständig im Blut »patrouillieren«, Eindringlinge und körperfremde Substanzen (Antigene) umschließen und »verdauen«. Die bekanntesten dieser sogenannten Fresszellen sind die Makrophagen. Das ist noch nicht alles. Die Fresszellen sondern auch Botenstoffe ab, diese rufen weitere Abwehrzellen zu Hilfe, die dann Stoffe produzieren, welche die Erreger abtöten.*
- *Daneben orten natürliche Killerzellen infizierte Zellen und lösen sie auf.*
- *Die Zellen werden unterstützt von Zytokinen, das sind Botenstoffe, die die Zahl und Aktivität der weißen Blutkörperchen erhöhen oder verhindern, dass Viren sich vermehren.*
- *Spannend ist auch eine Abwehrkaskade, die ausgelöst wird durch verschiedene Eiweiße (Komplementsystem), die sich nacheinander aktivieren und zum einen selbst Bakterien töten und Viren neutralisieren, zum anderen Erreger kennzeichnen und weitere Fresszellen anlocken, die die Keime dann vernichten. Dieses Komplementsystem gehört zur angeborenen Immunabwehr.*

Im Falle eines Falles kann sich der Körper also recht gut wehren. Einen Haken gibt es allerdings: Die angeborene Immunabwehr behandelt alle Eindringlinge mehr oder weniger gleich. Deswegen wird sie auch als unspezifische Immunantwort bezeichnet. Weil sie Erreger außerdem nicht (wieder)erkennt, bietet sie keinen anhaltenden Schutz, sollte man sich zu einem späteren Zeitpunkt noch einmal mit ihnen infizieren.

Die erworbene Immunabwehr

Zum Glück aber lernt ein anderer Teil unseres Immunsystems jedes Mal dazu, wenn es mit Krankheitserregern und Antigenen in Verbindung kommt. Verantwortlich dafür sind bestimmte Untergruppen der weißen Blutkörperchen. Sie entwickeln eine Art Gedächtnis, mit dessen Hilfe sie die Merkmale verschiedener Keime/Antigene speichern und quasi katalogisieren. Treffen sie irgendwann erneut auf ein bereits registriertes Antigen, erkennen sie es daher sofort wieder und können zielgerichtet, schnell und heftig darauf reagieren. Die »Gedächtniszellen« bieten damit auch anhaltenden Schutz vor zukünftigen Infektionen und sind der Grund, weshalb wir an manchen Krankheiten nur ein Mal erkranken, wie an Röteln oder Masern, und dass Impfungen meist gut wirken

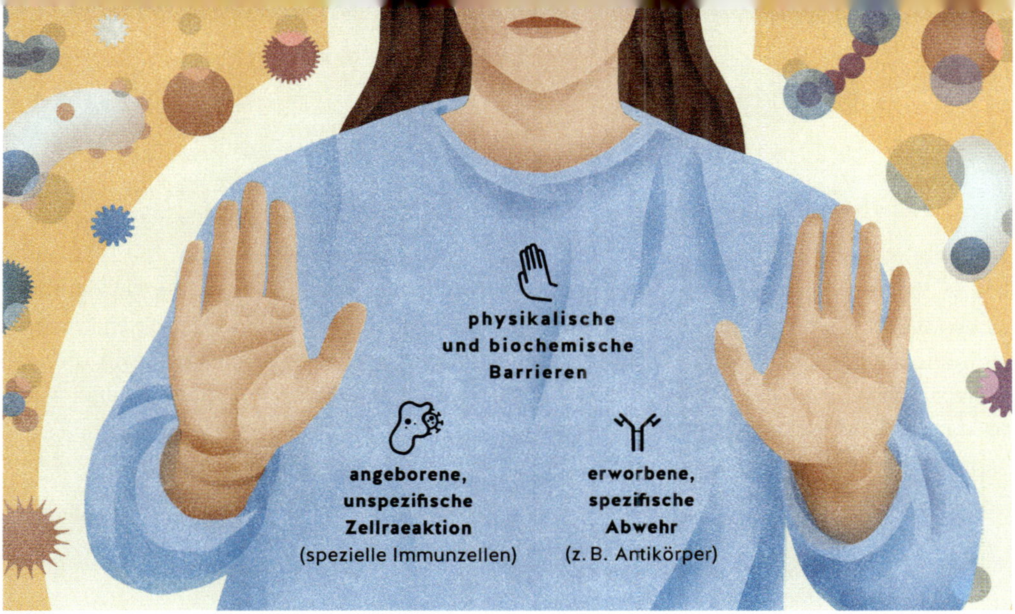

Die Verteidigungsstrategien des Immunsystems

(mehr zu diesem Thema auf Seite 24 f.). Jedes Mal, wenn sie mit einem neuen Antigen in Kontakt kommt, entwickelt die erworbene Immunität sich weiter und kann dadurch noch besser auf Erreger reagieren. Deswegen wird sie auch als spezifische Immunabwehr bezeichnet.

So zielgerichtet kann das Immunsystem vor allem dank einer Untergruppe der weißen Blutkörperchen reagieren: den B-Lymphozyten. Wenn diese mit einem passenden Antigen in Kontakt kommen, schütten sie große Mengen sogenannter Antikörper aus. Diese Eiweißverbindungen sind in der Lage, Strukturen auf der Oberfläche der Erreger zu erkennen. Sobald sie potenziell schädliche Stoffe entdecken, docken die Antikörper an wie ein Schlüssel ins Schloss.

- *Dadurch blockieren sie die Antigene und hindern sie daran, ihre schädliche Wirkung weiter zu entfalten (zum Beispiel deaktivieren sie von Bakterien produzierte giftige Substanzen oder verhindern, dass gesunde Zellen angegriffen werden).*
- *Die Antigene »verklumpen« und Fresszellen können sie leichter auffinden und vertilgen.*
- *Die Antikörper aktivieren und locken weitere Immunzellen an, die die Erreger vernichten.*
- *Außerdem können Antikörper sich an bereits infizierte Zellen binden und so natürliche Killerzellen alarmieren, die die befallenen Zellen dann vernichten.*

HUMORALE UND ZELLULÄRE IMMUNREAKTION

Die Antikörperproduktion durch B-Lymphozyten (Gedächtniszellen) im Blut wird auch als humorale Immunantwort bezeichnet. Daneben gibt es noch die zelluläre Immunreaktion, die sich zwar nicht so viel merken kann, aber stets bereit ist zum Kampf:

- *Im Knochenmark werden aus Stammzellen sogenannte T-Zellen gebildet, die anschließend in der Thymusdrüse ausreifen und von dort ins Blut, in die Lymphknoten und in für das Immunsystem wichtige Organe wandern, etwa die Mandeln oder die Milz. Diese reifen T-Zellen spielen eine entscheidende Rolle bei der Immunabwehr.*
- *Sobald T-Zellen auf eine infizierte oder veränderte Zelle treffen, werden sie aktiviert und suchen dann wie Spürhunde auch in der Umgebung nach genau diesem Zelltyp. Dabei sind sie in der Lage, eine nahezu unbegrenzte Zahl an verschiedenen Antigenen zu identifizieren.*
- *Neben ihrer direkten Rolle bei der Bekämpfung von Antigenen und Krankheitserregern sind T-Zellen auch wichtig für die Regulation der Immunabwehr. Sie aktivieren beispielsweise Helfer-T-Zellen, die andere Immunzellen unterstützen, oder Suppressor-T-Zellen, die dazu beitragen, die Immunreaktion zu beenden, bevor es zu überschießenden Reaktionen kommt.*

In der Haut, in den Lymphknoten und im Gewebe sitzen weitere Zellen, die T-Zellen unterstützen, vor allem bei der Bekämpfung von virusinfizierten und entarteten Körperzellen. Sie können Keime markieren, diese zum Teil aber auch selbst vernichten.

SCHON GEWUSST?

Wissenschaftler kommen ja manchmal auf seltsame Ideen und daher haben einige von ihnen berechnet, wie viele Immunzellen wir so in uns tragen: Ein Mann mit einem Körpergewicht von 73 Kilo kommt durchschnittlich auf 1,8 Billionen Zellen, eine 60 Kilo schwere Frau auf 1,5 Billionen, ein zehnjähriges Kind mit einem Körpergewicht von 32 Kilo auf 1 Billion.
Umgerechnet machen die Immunzellen beim Mann dadurch 1,2 Kilo, bei der Frau 1 Kilo und beim Kind 600 Gramm ihres Gesamtgewichts aus. Da kommt also ganz schön was zusammen![1]

Spezifische und unspezifische Abwehr

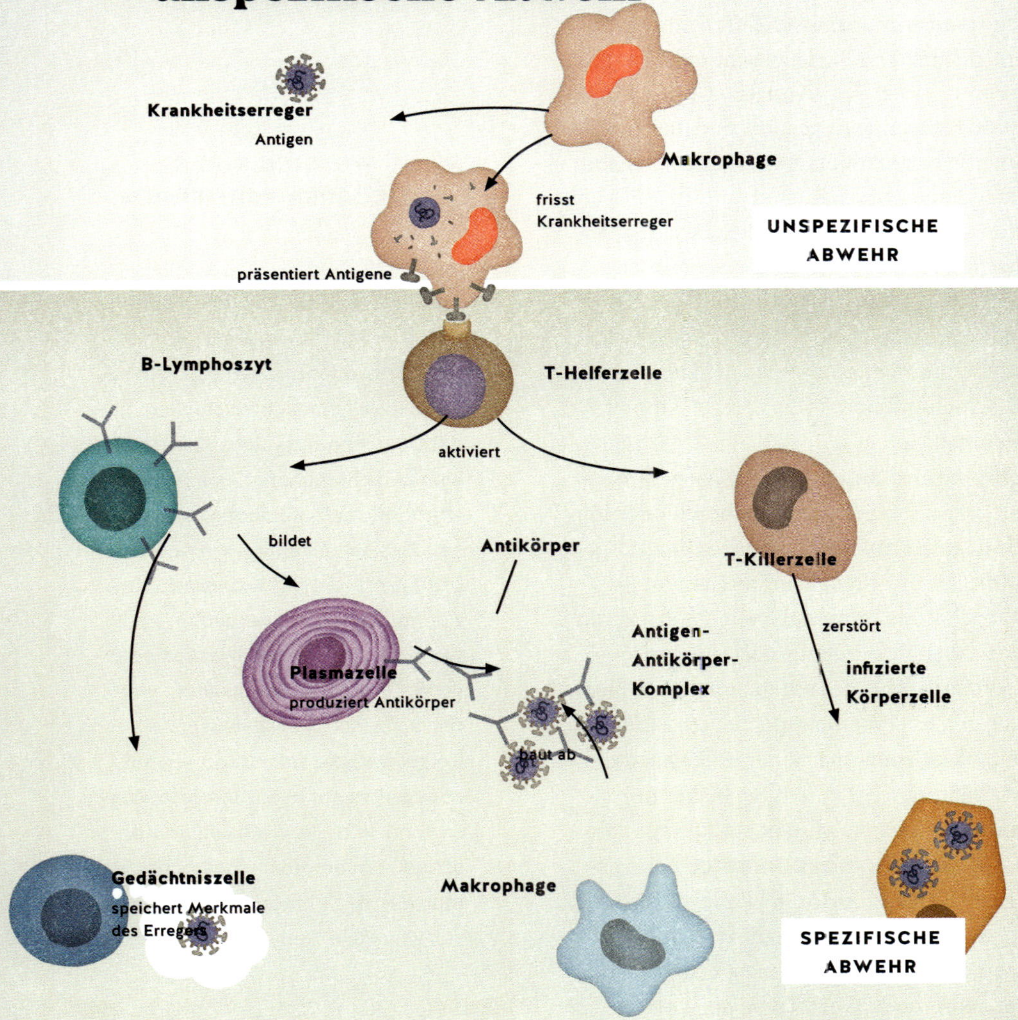

Was passiert bei einer Infektion?

Auch wenn wir die meiste Zeit nichts davon merken: Um den Körper zu schützen, ist unser Immunsystem rund um die Uhr im Einsatz. Selbst wenn wir gesund sind, hat es jede Menge zu tun, damit das weiterhin so bleibt, etwa indem es beschädigte, mutierte, sterbende und abgestorbene Zellen beseitigt, die jeden Tag zuhauf anfallen. Und natürlich drehen die Abwehrzellen kontinuierlich ihre Runden, um mögliche Krankheitserreger zu entdecken und auszumerzen, während Haut und Schleimhäute ständig Erreger »abprallen« lassen.

Richtig in Fahrt kommt das Abwehrsystem erst recht, wenn wie bei einer Bakterien- oder Virusinfektion Krankheitserreger in den Körper eindringen. Fürs Erste hält in so einem Fall die angeborene Immunabwehr die Erreger in Schach, weil ihre Zellen sofort reagieren. Manchmal genügt das schon, um das Problem zu lösen und eine Infektion zu vermeiden. Wenn nicht, steht nach einer Weile auch die erworbene Abwehr bereit. Bei bisher unbekannten Antigenen kann es einige Tage dauern, bis sie richtig effektiv arbeitet. Beim erneuten Kontakt mit einem bereits bekannten Erreger geht es dagegen deutlich schneller. Ob wir von alldem etwas mitbekommen und wenn ja wie viel, hängt davon ab, wie viele Erreger es in den Organismus geschafft haben. Bei einer geringen Anzahl kann das Ganze schon mal völlig unbemerkt vonstat-

WIE SICH VIREN IM KÖRPER VERMEHREN

Im Gegensatz zu Bakterien können sich Viren nicht von allein vermehren. Sie brauchen dazu eine Wirtszelle, in der sie sich verstecken, sodass das Immunsystem sie erst einmal nicht mehr finden kann. Diese Wirtszelle »manipulieren« sie dann so, dass sie unzählige Viruspartikel produziert, die dann zu neuen Viren zusammengebaut werden. Irgendwann ist die Wirtszelle davon so erschöpft, dass sie stirbt. Dann werden auf einen Schlag Tausende Viren freigesetzt, die sich sofort einen neuen Wirt suchen. Auf diese Weise kann sich die Virenzahl im Körper schnell um ein Vielfaches potenzieren, was das Immunsystem mitunter vor gewaltige Aufgaben stellt.

Entzündungen

Nicht nur wenn wir uns verletzen oder sich ein Fremdkörper in die Haut bohrt (etwa ein Splitter), kann sich das betroffene Gewebe entzünden. Krankheitserreger können auch über das Blut überall im Körper Entzündungen verursachen. Doch was passiert da eigentlich, dass die betroffene Stelle sich rötet, schmerzt oder gar Eiter austritt?

1. Verschiedene Zellen der Immunabwehr setzen Stoffe frei. Diese sogenannten Entzündungsmediatoren sorgen dafür, dass …

~ *sich kleine Gefäße weiten und mehr Blut dorthin gelangt – und mit diesem weitere Abwehrzellen.*

~ *die Wände der kleinen Blutgefäße durchlässiger werden und die Abwehrzellen leichter ins betroffene Gewebe gelangen können.*

~ *die umliegenden Nerven gereizt werden und Schmerzsignale ans Gehirn senden.*

2. Das alles hat zur Folge, dass …

~ *sich entzündete Stellen rot färben und warm werden.*

~ *es zu Schwellungen kommt, weil mit den Abwehrzellen Flüssigkeit ins Gewebe gelangt.*

~ *sich zuweilen Eiter bildet, der aus Gewebe, Bakterien und Abwehrzellen besteht, die ihren Dienst erledigt haben und jetzt abgebaut werden müssen.*

3. Gleichzeitig reizen die Entzündungsmediatoren die umliegenden Nerven, die daraufhin Schmerzsignale ans Gehirn senden. Sie sollen daran erinnern, den Bereich zu schonen und weniger zu bewegen und damit die Gefahr senken, sich noch mehr zu verletzen oder weitere Erreger einzufangen. Abgesehen davon spart man auch Energie, wenn man sich weniger bewegt – diese Energie steht dann der Immunabwehr zur Verfügung.

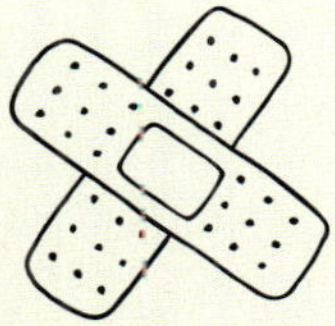

tengehen. Erst mit steigender Bakterien- oder Virenlast machen sich Symptome bemerkbar, zum Beispiel Entzündungen, Husten oder Fieber. Sie sind deutliche Anzeichen dafür, dass das Immunsystem auf Hochtouren läuft. Wie Sie Ihr Immunsystem effektiv dabei unterstützen können, die Infektion so schnell wie möglich zu überwinden, erfahren Sie ab Seite 70.

Immunorgan Darm

Hätten Sie gedacht, dass unser Darm einer der am dichtesten bevölkerten Orte der Erde ist? Billionen von Mikroben fühlen sich in ihm pudelwohl, weil sie dort optimale Lebensbedingungen finden. Die Darmbakterien sind zuständig für die Verdauung, sie verwerten Ballaststoffe, unterstützen die Aufnahme lebenswichtiger Nährstoffe ins Blut, produzieren Vitamin K und gesunde Fettsäuren. Doch das ist nicht alles. Sie haben auch einen großen Einfluss auf das Immunsystem, weil sie …

- *ihm von klein auf zeigen, welche Substanzen harmlos sind und welche nicht, und es so trainieren.*
- *Krankheitserreger aktiv daran hindern, es sich im Darm gemütlich zu machen.*
- *die Abwehrzellen über schädliche Krankheitserreger informieren, damit diese schnell bekämpft werden können.*
- *Botenstoffe produzieren, die Entzündungen mindern und die Darmbarriere stärken.*

In der Schleimschicht der Darmwand (Mukus) wuselt es zudem nur so vor Antikörpern, die sich auch im Speichel und in der Tränenflüssigkeit finden (sekretorisches Immunglobulin A, sIgA). Sie sind ebenfalls in der Lage, Krankheitserreger zu neutralisieren, und ver-

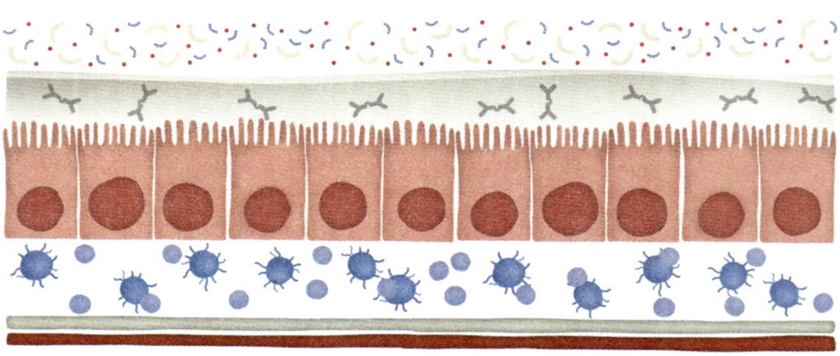

Die Darmschleimhaut: eine wichtige Barriere gegen Krankheitserreger

NÜTZLICHE MITBEWOHNER

Nicht nur in unserem Darm, sondern auch überall sonst im Körper siedeln unzählige gute Mikroorgansimen. Insgesamt beherbergen wir rund 40 000 Arten und wie die Mikroben im Darm haben die allermeisten davon eine schützende Funktion. Zum Beispiel besiedeln Hunderte von Arten die Nasenlöcher, die Wangeninnenseiten und das Zahnfleisch und machen dort Krankheitserregern aus der Luft das Leben schwer. Andere rund 1000 nützliche Bakterienarten unterstützen zum Beispiel den natürlichen Säureschutzmantel der Haut und sichern so die Barriere- und Schutzfunktion.[2]

hindern zugleich, dass sich schlechte Bakterien ansiedeln, die der Darmgesundheit schaden und damit auch das Immunsystem beeinträchtigen.
Die »normalen« Zellen der Darmwand sind für Krankheitserreger nur schwer zu durchdringen, denn sie sind eng miteinander verbunden und lassen nur Vitamine und andere wichtige Nährstoffe passieren. Aber das ist längst nicht alles: In der Gewebsschicht unterhalb der Darmschleimhaut sitzen ca. 70 Prozent der Antikörper produzierenden Zellen, welche unerwünschte Eindringlinge sofort erkennen und bekämpfen und damit den Darm zum größten Immunorgan unseres Körpers machen. Knapp 80 Prozent aller Abwehrreaktionen laufen hier ab. Umso wichtiger ist es, den Darm als »Immun-Biotop« bestmöglich zu fördern und die guten Mikroben kräftig zu »füttern«. Wie das gelingt, lesen Sie ab Seite 134.

Tricks der Erreger

Ein gut aufgestelltes Immunsystem ist der beste Schutz gegen Infektionskrankheiten. Doch wie hoch das Risiko ist, sich anzustecken, hängt auch damit zusammen, wie infektiös ein Erreger ist. Manchmal genügen bereits wenige Keime, dann kann es ausreichen, sich mit einem Erkrankten im selben Raum aufzuhalten, um sich ebenfalls anzustecken. Bei anderen muss der Kontakt schon intensiver sein. Magen-Darm-Infekte fängt man sich zudem häufig über belastete Lebensmittel oder verunreinigtes Wasser ein. Die Krankheitserreger haben verschiedene Strategien entwickelt, um sich zu verbreiten.

Die wichtigsten dieser Strategien sind:[3]

- *Tröpfcheninfektion*
- *Schmierinfektion*
- *Lebensmittelinfektionen und Infektionen über Wasser*

TRÖPFCHENINFEKTION

Wenn wir niesen oder husten, aber auch wenn wir nur sprechen, verbreiten wir winzige Speicheltröpfchen in die Luft – und mit ihnen Krankheitserreger aus dem Rachenraum oder den Atemwegen. Sie werden dann von anderen Menschen eingeatmet. Allerdings sind die meisten Tröpfchen zu schwer, um lange in der Luft herumzuwirbeln und sinken rasch zu Boden. Daher ist es immer eine gute Empfehlung, genug Abstand zu halten (etwa ein Meter), um die Ansteckungsgefahr zu verringern. Es gibt aber auch Erreger, die in sehr kleinen Tröpfchen streuen (Aerosole), deswegen entsprechend länger in der Luft bleiben und auch über größere Distanzen übertragen werden können. Dazu zählen zum Beispiel die Erreger von Windpocken (daher kommt übrigens der Name) und von Masern oder auch das Coronavirus. Zum Glück gibt es Schutzimpfungen dagegen.
Tröpfchen können auch auf Gegenständen landen, auf Türklinken zum Beispiel, an Armaturen oder am Griff eines Einkaufswagens. Berühren wir diese und fassen uns danach mit der Hand ins Gesicht, gelangen die Krankheitserreger ebenfalls in unseren Körper. Wenn wir uns küssen oder auch nur eng umarmen, geht es sogar noch schneller, weil viele infizierte Tröpfchen ohne Umwege auf die Schleimhäute gelangen.
Gerade Viren breiten sich gern über Tröpfcheninfektion aus, das gilt insbesondere für die Erreger von Atemwegserkrankungen, grippalen Infekte und der echten Grippe (Influenza). Aber auch manche Bakterienerkrankungen werden über Tröpfcheninfektion übertragen, zum Beispiel Scharlach und Meningokokken-Infektionen.

SCHMIERINFEKTION

Bei der Schmier- oder Kontaktinfektion werden Erreger im wahrsten Sinn des Wortes von einem zum anderen weitergereicht – entweder direkt von Mensch zu Mensch oder über Umwege, sprich infizierte Gegenstände. Den direkten Weg nehmen Erreger zum Beispiel, wenn eine infizierte Person in die Hand hustet oder niest, wenn sie sich mit der Hand die laufende Nase wischt oder wenn beim Schnäuzen Nasensekret aus dem Taschentuch an die Finger gelangt. Gibt diese Person dann einer anderen die Hand, wandern die Erreger weiter, und man muss sich nur noch ins Gesicht fassen, um sie auf die eigenen Schleimhäute zu übertragen.
Das Ganze funktioniert wie bei der Tröpfcheninfektion auch über Zwischenstationen

Übertragung über Tröpfchen- und Schmierinfektion

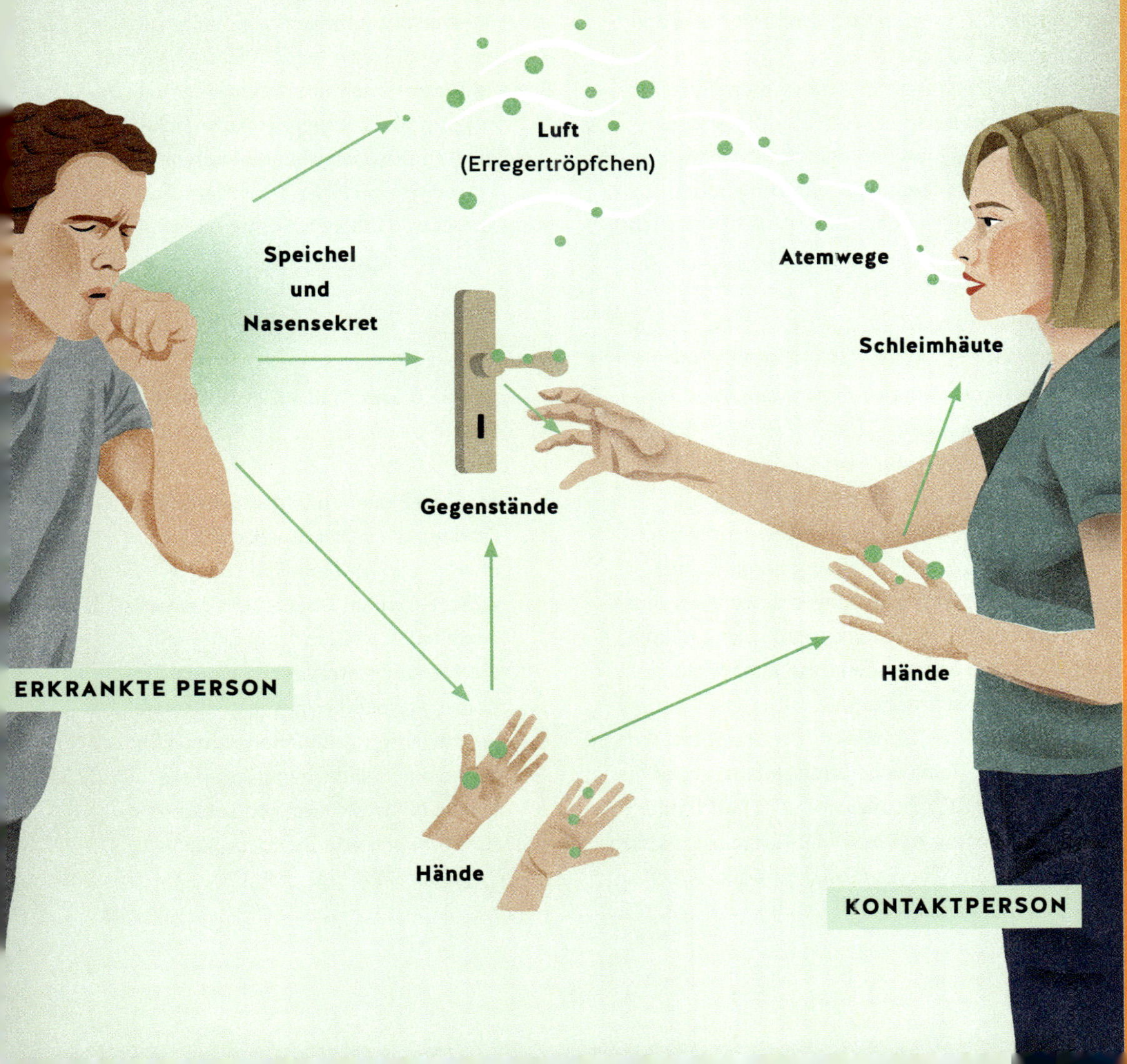

wie die besagte Türklinke und Co. Regelmäßiges gründliches Händewaschen ist daher schon mal ein ganz guter Schutz. Das gilt insbesondere nach dem Toilettenbesuch, denn gerade Durchfallerkrankungen (Noro- und Rotaviren) werden durch Schmierinfektionen übertragen.
Aber auch andere Erreger wählen diesen Weg, zum Beispiel Viren aus Windpocken- und Herpesbläschen oder Adenoviren, die oft für ansteckende Entzündungen der Bindehaut und Hornhaut der Augen verantwortlich sind.

LEBENSMITTELINFEKTIONEN UND INFEKTIONEN ÜBER WASSER

Manchmal werden Erreger auch über infizierte Lebensmittel übertragen. Das bekannteste Beispiel dafür sind Salmonellen, die sich zum Beispiel in rohem Ei, Rohmilch oder rohem beziehungsweise nicht ganz durchgegartem Fleisch (vor allem Huhn) rasch vermehren. Im Gegensatz zu Schimmel auf Lebensmitteln kann man solche Bakterien leider nicht sehen (und auch nicht riechen oder schmecken).
Neben Salmonellen sind hierzulande vor allem Escherichia coli, Campylobacter und Listerien gefährlich, allesamt ebenfalls Bakterien. Aber auch Noro- oder Rotaviren können Lebensmittel verunreinigen und zu Brechdurchfällen führen.
Bakterien wie Salmonellen oder Campylobacter können über Lebensmittel oder auch über das Trinkwasser in unseren Körper gelangen. Dasselbe gilt für das Wasser aus Badeseen oder Schwimmbädern. Mitunter können sich über Wasserrohrleitungen Legionellen ausbreiten. Diese Erreger werden überall, wo belastetes Wasser stark sprudelt und spritzt (Duschen, Whirlpools, Schwimmbadrutschen), aber auch in Duschen über den feinen Sprühnebel quasi wie bei einer Tröpfcheninfektion eingeatmet und befallen unsere Lunge.

LEBENSMITTELVERGIFTUNG

Manche Bakterien bilden Giftstoffe (Toxine), die sehr schnell krank machen, wenn wir befallene Lebensmittel essen. Im Gegensatz zu einer bakteriellen Infektion, bei der sich die Krankheitserreger erst einmal im Körper vermehren müssen, ehe erste Beschwerden auftauchen, kommt es bei so eine Lebensmittelvergiftung bereits innerhalb weniger Stunden zu Erbrechen und/oder Durchfall.

Eintrittspforten für Krankheitserreger

Viren und Bakterien können sich nicht nur über unterschiedliche Wege ausbreiten, sondern auch über verschiedene Wege in unseren Körper gelangen. Die wichtigsten Eintrittspforten sind hier aufgeführt.

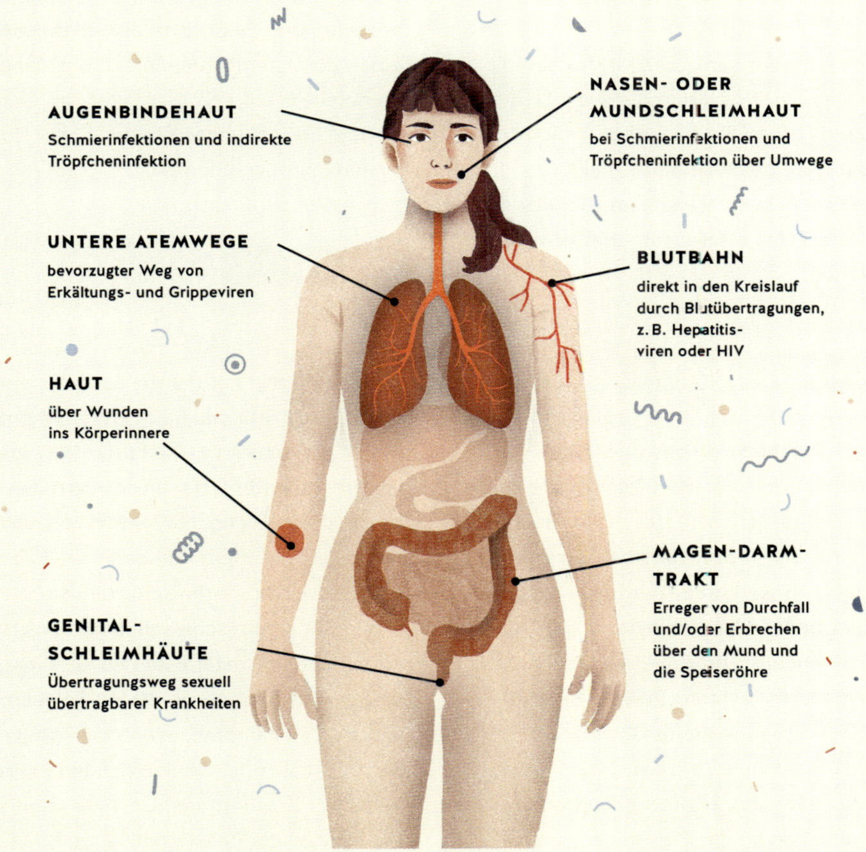

Impfen schützt

Impfungen gehören zu den wichtigsten und wirksamsten Schutzmaßnahmen vor Infektionskrankheiten – das gilt nicht nur im Kindes- und Jugendalter. Auch später helfen sie, Infekten beziehungsweise einem schweren Verlauf vorzubeugen.

DEN IMPFSTATUS CHECKEN

Auch wenn Impfungen gerade in Misskredit geraten sind, lässt sich durch sie viel Leid verhindern. Lassen Sie daher beim nächsten Arztbesuch am besten einfach mal Ihren Impfstatus checken – gerade im Hinblick auf die nächste Schnupfensaison oder wenn Sie älter werden.

SO FUNKTIONIERT'S

Impfungen machen sich das Gedächtnis unseres Immunsystems zunutze: Dem Körper werden eine unbedenkliche Portion oder auch nur einzelne Proteine eines Krankheitserregers verabreicht, anhand derer das Immunsystem Antikörper und Gedächtniszellen bildet. Kommen wir danach irgendwann tatsächlich in Kontakt mit dem »echten« Erreger, springt sofort die erworbene Immunabwehr an. Weiteres Plus: Wie es aussieht, stimulieren Impfungen auch das angeborenen Immunsystem, machen so die Abwehr insgesamt effektiver und helfen, auch andere Infekte abzuwehren.[4] Es braucht also nicht unbedingt einen durchgemachten Infekt, um seine Immunabwehr aufrechtzuerhalten. Im Gegenteil: Heftige Erkrankungen können unser Immunsystem auch erschöpfen.

INFLUENZA

Anders als ein meist harmlos verlaufender grippaler Infekt kommt die echte Grippe (Influenza) mit sehr viel heftigeren Symptomen daher. Sie setzen uns nicht nur mehrere Tage regelrecht außer Gefecht, sondern der Körper hat an ihnen oft noch Wochen zu knabbern. Insbesondere ältere Personen etwa ab dem 60. Lebensjahr, chronisch Kranke und Menschen mit einem schwachen Immunsystem können dem Erreger kaum etwas entgegensetzen. Dazu haben sie oft mit Folgekomplikationen zu kämpfen, etwa einer Lungen-, Herzmuskel- oder Gehirnentzündung oder anhaltender Erschöpfung. Deshalb raten sowohl die Weltgesundheitsorganisation (WHO) als auch die Ständige Impfkommission (STIKO) diesen Personengruppen zu einer entsprechenden Schutzimpfung und dazu, diese jährlich aufzufrischen – denn nicht selten ist die Virusinfektion der sprichwörtliche letzte Tropfen, der das Immunsystem überfordert, und kann daher durchaus auch tödlich verlaufen. Allein hierzulande sterben jährlich Tausende Menschen an der Grippe.

CORONA

Auch wenn die Pandemie zum Glück schon länger überwunden ist, wird es auch in Zukunft immer wieder zu Coronawellen kommen. Zwar herrscht in breiten Teilen der Bevölkerung inzwischen ein gewisser Schutz. Dennoch empfiehlt die STIKO für besonders gefährdete Menschen eine jährliche (Auffrisch-)Impfung: Senioren ab 60, Menschen mit schwachem Immunsystem oder mit bestimmten Grundkrankheiten, Menschen in Pflegeeinrichtungen sowie Pflege- und medizinisches Personal.

PNEUMOKOKKEN

Auch gegen Pneumokokken, das sind Bakterien, die eine schwere Lungenentzündung verursachen können, gibt es eine Impfung, die das Risiko für einen schweren Verlauf beziehungsweise überhaupt zu erkranken reduziert. Die STIKO empfiehlt sie allen über 60. Je nach Gesundheitszustand sollte der Impfschutz nach sechs Jahren noch einmal aufgefrischt werden.

GÜRTELROSE UND RS-VIRUS

Das Robert-Koch-Institut empfiehlt ab einem Alter von 60 außerdem eine Grundimpfung gegen Gürtelrose (Herpes zoster) sowie eine Auffrischung alle zehn Jahre. Außerdem ab 75 Jahre (für Pflegeheimbewohner und chronisch Kranke bereits ab 60) eine Impfung gegen das RS-Virus, das Erkrankungen der Atemwege verursacht.

SCHLAFEN ERHÖHT DEN IMPFSCHUTZ

Es lohnt sich, am Abend nach einer Impfung früh ins Bett zu gehen. Wissenschaftler der LMU München haben nämlich herausgefunden, dass ausreichend Schlaf die Immunantworten um ein Vielfaches erhöht.[5] Außerdem gibt es einen Unterstützer aus der Homöopathie: Thuja D12, zweimal täglich fünf Kügelchen einen Tag vor und bis drei Tage nach der Impfung, erhöht die Impfstoff Wirkung und verringert das Risiko für Nebenwirkungen.

Das knockt die Immunabwehr aus

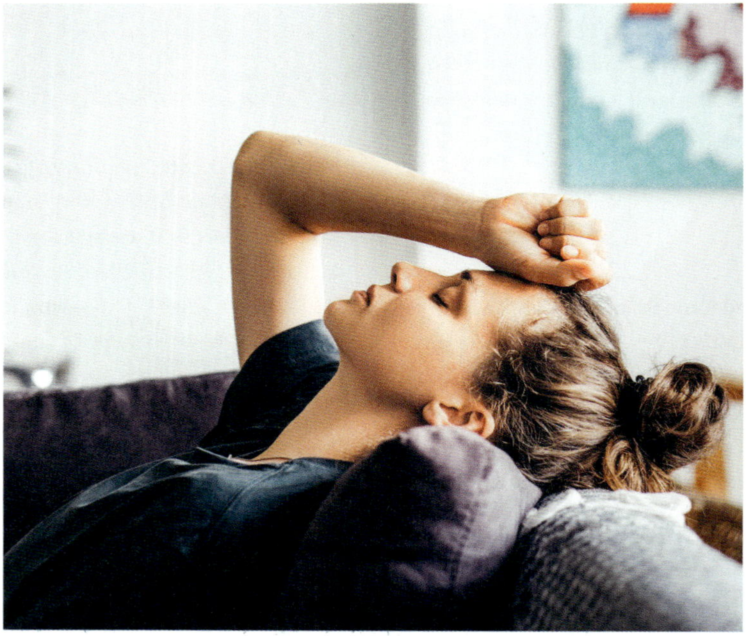

Sich gerade im Herbst oder Winter eine Erkältung einzufangen, ist eigentlich ganz normal. Bei nasskaltem Schmuddelwetter, überheizten Räumen und vermehrt umherfliegenden Viren lässt sich einer Infektion nur schwer entkommen. Wenn Sie aber öfter als drei- oder viermal im Jahr von Atemwegsinfektionen,

Blasenentzündungen oder auch Pilzinfektionen geplagt werden und die Genesung deutlich länger dauert als gewöhnlich, steckt in der Regel ein zu schwaches Immunsystem dahinter.

Die Ursache für so eine Infektanfälligkeit sind meistens verschiedene Faktoren, die den Körper insgesamt schwächen und sich damit automatisch auch negativ auf seine Abwehrkräfte auswirken. Wie effektiv das Immunsystem Krankheitserreger bekämpft, ist bei jedem anders. Genetische Veranlagung und chronische Erkrankungen spielen hier ebenso eine Rolle wie das Alter oder sogar das Geschlecht (hier haben Frauen mal einen klaren Vorteil). Einen weitaus größeren Einfluss, als viele denken, hat aber der Lebensstil. Da gibt es durchaus einige Angewohnheiten, die die körpereigenen Abwehrkräfte mehr oder weniger schachmatt setzen.

Rauchen

Dass Rauchen ungesund ist, ist nun wirklich nichts Neues. Es macht die Haut faltig, lässt Zähne wackeln und die Fruchtbarkeit sinken, schädigt die Gefäße, das Herz, die Augen und natürlich die Lunge. Rauchen gilt als die die häufigste Einzelursache für Krebs und raubt etliche gesunde Lebensjahre.

Jetzt hat eine Langzeitstudie am Institut Pasteur in Paris wieder einmal bestätigt, dass sich Rauchen auch auf das Immunsystem negativ auswirkt[6] und damit die Infektanfälligkeit deutlich erhöht – je länger und je mehr man raucht, umso stärker.

Von über 130 untersuchten Umweltfaktoren, so die Forscher, beeinflussen Zigaretten die Immunreaktionen des Körpers am stärksten, auch weil die vielen Giftstoffe in der Zigarette die angeborene Immunantwort »runterfahren« ebenso wie die erworbene. Und selbst wenn man mit dem Rauchen aufhört, bleibt das Immunsystem weiter beeinträchtigt. Zwar erholt sich die angeborene Immunantwort recht rasch. Doch die erworbene ist noch jahrelang eingeschränkt, was, wie die Wissenschaftler vermuten, auf chemische Veränderungen der DNA zurückzuführen ist, die sich nur sehr langsam wieder zurückbilden.

Dazu kommt, dass Rauchen nicht nur allgemein das Immunsystem schwächt, sondern auch das Risiko für bestimmte bakterielle Infektionen erhöht beziehungsweise einen schweren Krankheitsverlauf fördert, darunter Atemwegsinfektionen wie Bronchitis und Lungenentzündung, Paradontitis und Mittelohrentzündung.[7]

Rauchen schwächt die Abwehrkräfte dabei gleich auf mehreren Wegen:

- *Weil die Zahl an natürlichen Bakterien im Nasen-Rachen-Raum bei Rauchern kleiner ist als bei Nichtrauchern, können sich schädliche Bakterien leichter ausbreiten.*

- *Nikotin und Teer schwächen die Abwehrreaktion des Körpers und unterdrücken so die Immunabwehr.*
- *Darüber hinaus feuert Rauchen permanent Entzündungsreaktionen im Körper an. Dadurch verstärken sich Krankheitssymptome und es kommt öfter zu Komplikationen.*

Es ist also am besten, gar nicht erst mit dem Rauchen anzufangen. Und für Raucher gilt: Auch wenn die Schlagkraft des Immunsystems nicht sofort wieder aufs Normalmaß steigt, lohnt sich ein »Ausstieg« angesichts der sich schnell regenerierenden angeborenen Immunabwehr allemal. Außerdem sinkt

E-ZIGARETTEN

E-Zigaretten sind übrigens kein bisschen besser als normale Glimmstängel – ganz abgesehen davon, dass man noch sehr wenig über ihre Langzeitwirkungen weiß. Was das Immunsystem angeht: Hier haben Untersuchungen immerhin schon gezeigt, dass der E-Dampf in hohen Dosen die für die Abwehr wichtigen Fresszellen (Makrophagen) in der Lunge absterben lässt. Dabei beeinträchtigen bereits geringe Dosen die Zellen teils massiv. Sie bilden dann zum Beispiel vermehrt freie Radikale und geben deutlich mehr entzündungsfördernde Stoffe ab – ähnliche Prozesse kennt man von der chronisch obstruktiven Lungenkrankheit COPD. Weil Zahl und Funktionstüchtigkeit der Makrophagen sinken, steigt zudem auch schnell mal die Zahl der Bakterien in der Lunge. Ob E-Zigaretten damit das Risiko für Lungenentzündungen erhöhen, muss zwar erst noch durch Studien belegt werden. Mediziner gehen jedoch davon aus. Genauso vermuten sie, dass der Dampf Pneumokokken-Infektionen begünstigt.[8]
Die elektronischen Zigaretten wirken sich außerdem wie normale Zigaretten negativ auf die Besiedelung der Schleimhaut im Mund aus. Sie schwächen damit die natürliche Barrierefunktion und fördern Infektionen im Mund-, Nasen- und Rachenraum.

die Gefahr einer Kontaktinfektion mit Viren oder Bakterien, weil man nicht mehr ständig die Hand mit der Zigarette zum Mund führt. Und last but not least reduziert ein Rauchstopp zahlreiche andere Gesundheitsrisiken, darunter auch so schwere wie Herz-Kreislauf-Erkrankungen und Krebs.

Hoch verarbeitete Lebensmittel

Auch was wir essen, beeinflusst das Immunsystem. Leider ernährt sich die Mehrheit von uns aber nicht gerade so, wie es für die Abwehrkräfte förderlich wäre. Das Gegenteil ist der Fall. Einen großen Anteil daran hat der Siegeszug von Fast Food, Fertiggerichten und anderen hoch verarbeiteten Lebensmitteln, in denen viel zu viel Salz, Zucker, ungünstige Fette und Zusatzstoffe stecken, dafür aber kaum Vitamine, Mineral- und Ballaststoffe. Dabei wären gerade diese wichtig für eine schlagkräftiges körpereigenes Abwehrsystem, weil sie die Bildung von Antikörpern und weißen Blutkörperchen unterstützen und das Darmmikrobiom stärken. Entsprechend steigt bei ungesunder Ernährung die Infektanfälligkeit.[9]

Eine industriebasierte Ernährung, auch »Western Diet« genannt, ist aber noch aus einem anderen Grund pures Gift für das Immunsystem. Denn wie Wissenschaftler der Uni Bonn festgestellt haben, regiert dieses auf hoch verarbeitete Lebensmittel nicht viel anders als auf eine bakterielle Infektion: Überall im Körper flammen Entzündungen auf. Die verschwinden zwar wieder, wenn man sich ein paar Wochen gesund ernährt. Doch wie es scheint, werden manche Immunzellen durch Fast Food etc. regelrecht umprogrammiert und stehen deshalb weiter extrem »unter Strom«. Schon kleine Reize genügend dann, damit sie hoch entzündliche Botenstoffe freisetzen, die erneut starke Entzündungen verursachen. Dadurch steigt nicht nur das Risiko für chronische Erkrankungen wie Arteriosklerose oder Diabetes. Die Dauerattacken der Immunabwehr schaden auch gesunden Zellen.[10]

Fast Food und Co. haben noch ein weiteres Problem im Schlepptau: Wer sie häufig isst, nimmt schneller zu. Und Übergewicht ist ebenfalls ein nicht zu unterschätzender Risikofaktor für das Immunsystem. Insbesondere Fett am und im Bauch (viszerales Fett) fördert chronische Entzündungen – und versetzt dadurch das Immunsystem in Daueraktion, was eine verminderte Infektionsabwehr zur Folge hat.[11]

Hier schließt sich zudem ein ungünstiger Kreislauf. Denn viele Übergewichtige sind wegen ihres hohen Körperfetts unterversorgt mit lebenswichtigen Mikronährstoffen. So sinkt zum Beispiel ihr Vitamin-D-Spiegel, weil sich das Vitamin im Fettgewebe anreichert. Und die hohe Entzündungsaktivität kann die Aufnahme von Mikronährstoffen deutlich herabsetzen.

Stress

Stress kann dem Immunsystem ebenfalls gehörig zusetzen, weil er die weißen Blutkörperchen erschöpft und dafür sorgt, dass weniger fitte Kämpferzellen im Blut schwimmen. Deswegen erhöht Stress auf Dauer nicht nur das Risiko für Krebs und Herz-Kreislauf-Erkrankungen, sondern auch für Infektionen. An und für sich ist Stress gar nichts Schlechtes, sondern eine ganz normale Reaktion des Körpers, die ihm hilft, in bestimmten Situationen Energie zu mobilisieren, sich zu fokussieren und zu konzentrieren. Dazu werden Stresshormone ausgeschüttet, die den Blutdruck und den Blutzuckerspiegel in die Höhe treiben, den Herzschlag pushen und die Bronchien weiten, damit sie mehr Sauerstoff aufnehmen können. Alles zur Leistungssteigerung!

Früher war das (überlebens)wichtig, wenn es darum ging, vor gefährlichen Tieren davonzurennen oder sich anderen Gegnern zu stellen. Heute lauern die Gefahren anderswo: zu viel Arbeit, Termindruck, Doppelbelastung, Probleme im Beruf oder in der Beziehung … Was dabei in und mit uns passiert, das hat sich jedoch nicht geändert. Im Gegenteil, die psychischen und körperlichen Reaktionen auf stress- und angstauslösende Situationen sind heute noch dieselben wie vor Tausenden von Jahren. Nur: Während die Stresshormone früher durchs Wegrennen oder Kämpfen wieder recht zügig abgebaut wurden, können wir heute selten einfach davonlaufen. Stattdessen bleiben die Botenstoffe viel länger im Blut, als es guttut, und bringen damit das ausgeklügelte System aus dem Gleichgewicht.

Wenn Stress zum Dauerzustand wird, zehrt er nicht nur gehörig an den Nerven, sondern hat auch massive körperliche Auswirkungen – unter anderem auf die Schlagkraft des Immunsystems. Stressbedingte Entzündungen werden dann nicht mehr eingedämmt und glimmen im Stillen weiter vor sich hin (silent inflammation). Diese unterschwelligen Entzündungen verursachen keine konkreten Beschwerden und bleiben daher lange unerkannt. Sie erhöhen aber unaufhörlich das Risiko für Allergien, Infekte, Herzinfarkt sowie die Entstehung von Krebs oder Autoimmunerkrankungen.

Darüber hinaus begünstigt Stress Schlaf- und Essstörungen und verleitet dazu, sich immer mehr zurückzuziehen – all dies sind weitere »Immunbremsen«. Was wir auch nicht vergessen dürfen: Nicht nur das Entspannungsbedürfnis steigt bei Stress. Auch der Bedarf an Vitaminen und Mineralstoffen schnellt rapide nach oben. Und diese Nährstoffe fehlen dann bei der Bekämpfung von Infekten. Freie Bahn also für Bakterien, Viren und andere Krankheitserreger.

Schlafmangel

Kommen wir zu einem Thema, das oft in einem Atemzug mit Stress genannt wird: Schlafstörungen und -mangel. Ausreichend Schlaf macht nämlich nicht nur schön, er stärkt nachweislich auch das Immunsystem. Entsprechend angeknackst ist dieses, wenn wir nachts zu kurz oder nur schlecht zur Ruhe kommen. Um zu belegen, was schon lange vermutet wurde, erfassten Wissenschaftler der University of California in San Francisco erst einmal sieben Tage die Schlafdauer von über 150 Versuchsteilnehmern, dann verabreichten sie ihnen Erkältungsviren über Nasentropfen und beobachteten eine weitere Woche, wer danach krank wurde und wer nicht. Tatsächlich war eine Infektion um so seltener, je länger die Probanden vorher geschlafen hatten: Bei 6 Stunden und weniger lag die Krankheitsrate um über das Vierfache höher als bei 7 Stunden plus.[12]
Woran liegt das?
Beim Schlafen erholt sich unser Körper. Puls und Blutdruck sinken, Zellen werden repariert, Stoffwechselprozesse optimiert. Es werden Wachstumshormone ausgeschüttet und Emotionen verarbeitet und Gelerntes wird verfestigt. Und es wird eben auch das Immunsystem gestärkt. Dagegen beeinträchtigt schon ein kurzzeitiger Schlafmangel unter anderem die Funktion der T-Zellen[13] (siehe Seite 14). Ganz nebenbei fördert chronischer Schlafmangel auch noch Übergewicht, weil er den

BEWEGUNG HILFT

Bewegung hilft, Stresshormone abzubauen und stärkt damit auch die Abwehrkräfte. Übertreiben sollten Sie es aber nicht. Seinem Körper ständig Höchstleistungen abzuverlangen, sodass man nach dem Sport komplett erschöpft ist, beeinträchtigt die Abwehrfunktion, statt sie zu stärken. Erst recht sollten Sie bei akuten Infekten und vor allem bei Fieber auf zu intensive Bewegung verzichten. Bei leichten Erkältungskrankheiten ist jedoch gegen einen Spaziergang nichts einzuwenden. Er kann sogar helfen.

»IMMUNBREMSE« ALTER

Mit den Jahren werden wir immer anfälliger für Infekte. Das liegt unter anderem daran, dass die Zahl der Blutstammzellen abnimmt, aus denen unser Körper neue Immunzellen bilden kann.[14] Erschwerend kommt hinzu, dass die Thymusdrüse im Alter kleiner wird.[15] Damit können deutlich weniger spezialisierte T-Zellen in ihr heranreifen, die sich auf die Krankheitserreger stürzen. Umso wichtiger ist es daher, ab etwa 60 Jahren an die empfohlenen Impfungen zu denken (siehe Seite 24 f.).

Energiestoffwechsel komplett durcheinanderbringt und der Körper deshalb vermehrt Fett speichert und Muskeleiweiß abbaut.[16]

Alkohol

Man ist ja lange davon ausgegangen, dass kleinere Mengen Alkohol der Gesundheit nicht schaden beziehungsweise der richtige Alkohol in Maßen diese sogar fördern könnte. Leider stimmt das nicht, wie man mittlerweile weiß. Jeder einzelne Schluck ist schädlich! Das gilt erst recht für regelmäßigen Konsum, weil dieser die Leber und das Gehirn schädigt, Bluthochdruck sowie Demenz begünstigt und Impotenz, Bauchspeicheldrüsenentzündungen und Gastritis ebenso fördert wie Übergewicht. Außerdem ist er für viele Krebsarten verantwortlich, unter anderem für Darm- und Brustkrebs, zwei der häufigsten Formen. Deswegen gilt Alkohol mittlerweile als genauso krebsfördernd wie Tabak, Strahlung und Asbest (Karzinogen der Gruppe 1).

Was viele auch nicht auf dem Schirm haben: Selbst gelegentlicher Alkoholkonsum erhöht die Infektanfälligkeit, weil er eine lähmende Wirkung auf die weißen Blutkörperchen hat und die Bildung wichtiger »Signalproteine« des Immunsystems stört. Beides schwächt die Abwehrkräfte und entsprechend haben Krankheitserreger leichtes Spiel. Das gilt auch dann noch, wenn der Alkohol schon längst wieder abgebaut ist. Denn die Immunabwehr bleibt 24 Stunden und länger am Boden.[17]

Und: Alkohol kann nicht nur die Darmschleimhaut beschädigen und sie so in ihrer Schutzfunktion beeinträchtigen. Wie es aussieht, führt er auch zu Entzündungsreaktionen im Darm, was wiederum bestimmte Immunzellen aktiviert, die bei der Entstehung von Allergien eine Rolle spielen. Überhaupt

verstärken durch Alkohol ausgelöste Entzündungsreaktionen des Körpers schnell allergische Reaktionen. Außerdem wird vermutet, dass Alkohol die körpereigene Histaminfreisetzung ankurbelt. Das Gewebshormon ist ebenfalls an Entzündungsprozessen beteiligt und kann bei empfindlichen Menschen verschiedene unangenehme Reaktionen auslösen – von juckenden Hautausschlägen über Migräne und Magen-Darm-Problemen bis hin zu asthmaähnlichen Beschwerden.
Auch ist Alkohol keineswegs ein toller Schlummertrunk, wie viele denken. Tatsächlich macht er müde und lässt uns erst mal schneller einschlafen. Im Laufe der Nacht kann er sich dann aber durchaus negativ auf den Schlaf auswirken und uns immer wieder aufwachen lassen. Zum einen, weil der Alkohol die Schlafphasen durcheinanderwirbelt, zum anderen, weil er sich auf die Steuerung der Nieren- und Blasenfunktion auswirkt und wir nachts öfter mal aufs Klo müssen. Beides zusammen sorgt dafür, dass man am nächsten Tag nicht so erholt aufwacht wie normalerweise. Dabei ist Schlaf, wie bereits beschrieben (siehe Seite 31), wichtig für ein starkes Immunsystem.

ALKOHOL IST KEINE MEDIZIN

Warmes Bier oder heißer Grog gelten gerade bei Männern als Geheimwaffe gegen Schnupfen, Halsweh und Co. Dabei belastet der Alkohol in diesen Getränken das bereits geschwächte Immunsystem nur noch zusätzlich. Das hat zur Folge, dass Erkältungskrankheiten oft länger dauern und es schneller zu Komplikationen kommt – zu sogenannten bakteriellen Superinfektionen (Infektionen, die sich noch obendrauf setzen) wie Nasennebenhöhlen- oder Mandelentzündung.
Bei Fieber heißt es erst recht Finger weg von Alkohol. Denn er weitet die Blutgefäße, und das kann, weil auch Fieber den Blutdruck senkt, schnell Kreislaufprobleme nach sich ziehen.
Fakt ist: Wärme tut zwar gut, genauso wie viel Flüssigkeit – diese aber am besten in Form von Tee oder heißer Hühnerbrühe.

Falscher Alarm – Allergien und Autoimmunerkrankungen

Unsere Immunzellen erkennen und bekämpfen Krankheitserreger, indem sie Antikörper produzieren, die an die Antigene andocken. Normalerweise funktioniert dieser Abwehrmechanismus sehr gut, doch manchmal kommt es zu folgenschweren Fehlern.

ALLERGIEN

Bisweilen ist unser Immunsystem etwas überempfindlich. Dann stuft es eigentlich harmlose Stoffe wie Gräserpollen, Tierhaare oder bestimmte Nahrungsbestandteile als gefährlich ein und ruft die komplette Abwehr auf den Plan. Dann läuft plötzlich die Nase, die Augen tränen, man muss ständig husten oder niesen, hat Atemprobleme, juckende Hautausschläge oder Magen-Darm-Probleme. Die Reaktionen sind so vielfältig wie die Allergene, die sie auslösen. Die gefährlichste Reaktion ist der allergische (anaphylaktische) Schock, der aber nur bei wenigen Allergien auftritt. Hier handelt es ich immer (!) um einen medizinischen Notfall.

AUTOIMMUNERKRANKUNGEN

Bei einer Autoimmunerkrankung bildet das Immunsystem sogenannte Autoantikörper. Diese aktivieren Immunzellen, die körpereigenes Gewebe angreifen. Eine solche Autoimmunreaktion löst Entzündungen und Gewebeschäden aus. So gut wie jedes Organ und Gewebe kann betroffen sein. Und ist das Abwehrsystem erst mal entgleist, lässt es sich nur schwer stoppen. Besonders komplex sind »systemische Autoimmunerkrankungen«, bei denen das Immunsystem gleich mehrere Organe und Gewebe attackiert, so wie bei Lupus erythematodes, wo Gelenke, Haut und oft auch die Nieren betroffen sind.

WAS STECKT DAHINTER?

Was Allergien auslöst, ist nicht eindeutig geklärt – und noch weniger, warum der Körper sich gegen sich selbst richtet. Was aber feststeht: Sowohl Allergien als auch Autoimmunerkrankungen sind auf dem Vormarsch, denn neben genetischen Faktoren scheinen auch unsere modernen Lebensbedingungen sowie Umwelteinflüsse das Risiko zu erhöhen. Bei

den Allergien spielt womöglich auch eine Rolle, dass unser Immunsystem, das zum großen Teil in der Kindheit ausgebildet wird, in dieser Phase immer weniger »Trainingschancen« hat. Vielleicht richtet es sich auf harmlose Stoffe, weil es einfach nicht oft genug mit »echten« Krankheitserregern in Kontakt kommt.
Genauso kann das Immunsystem aber auch durch zu viele Infektionen geschwächt werden oder bei entsprechender genetischer Veranlagung durch einen Infekt falsch »gepolt« werden. Bei vielen Autoimmunerkrankungen scheint zudem das Geschlecht eine Rolle zu spielen. Eigentlich ist das Immunsystem von Frauen hormonell bedingt und auch wegen der zwei X-Chromosomen stärker als das von Männern. Während Östrogen die Funktion der Immunzellen antreibt, wird sie vom Testosteron unterdrückt.[18] Diese starke Immunantwort hat aber auch ihre Kehrseite, wenn sie sich ins Gegenteil wendet: Frauen sind etwa viermal häufiger von Autoimmunerkrankungen betroffen als Männer.[19]

BEHANDLUNG

Im Falle einer Allergie wäre es natürlich das Beste, einfach gar nicht mit den potenziellen Allergenen in Kontakt zu kommen. Leider ist das nicht in jedem Fall möglich. Bestimmte Nahrungsmittel oder Tierkontakte lassen sich vielleicht vermeiden, bei einer Allergie gegen Hausstaubmilben oder Pollen sieht das aber anders aus. Besonders hier kommt daher eine Hyposensibilisierung infrage: Über einen längeren Zeitraum wird der allergieauslösende Stoff oral oder per Spritze verabreicht, damit sich der Körper nach und nach an ihn gewöhnt und das Immunsystem bei erneutem Kontakt nicht mehr überreagiert.
Bei einer saisonalen Pollenallergie können sogenannte Antihistaminika, Nasensprays und Augentropfen die allergische Reaktion hemmen. Beispielsweise kann ein Sole-Nasenspray oder auch der aus den Tropen kommende Kleine Goldregen (Galphimia glauca) kann bei Allergien die Symptome verbessern.

HEILUNGSCHANCEN

Autoimmunerkrankungen sind in der Regel nicht heilbar. Um die Beschwerden zu lindern und Folgeschäden zu verhindern beziehungsweise wenigstens zu verringern, versucht man, das fehlgeleitete Immunsystem zu unterdrücken und gleichzeitig die Entzündungen zu hemmen. Behandlungserfolge sind umso besser, je früher die Erkrankung diagnostiziert wurde. Manchmal kann es aber gelingen, mit einer umfassenden naturheilkundlichen Therapie, wie sie Naturheilkunde-Kliniken anbieten, das Immunsystem wieder zu beschwichtigen.

Der natürliche Weg zur Gesundheit

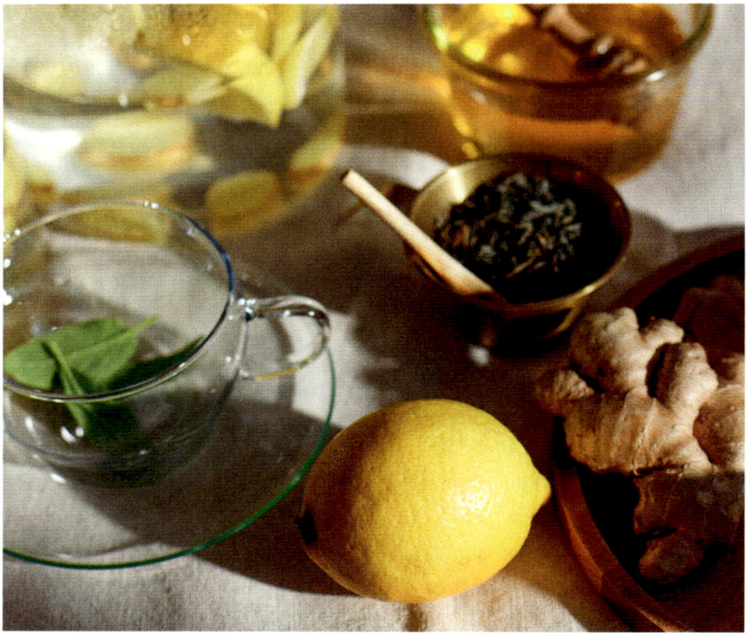

Krankheiten entstehen nicht aus dem Nichts. Unsere Gene sorgen zwar für eine Veranlagung, doch allein diese macht noch nicht krank. Mittlerweile wissen wir, hier spielt unser Lebensstil eine wichtige Rolle. Er trägt maßgeblich dazu bei, ob die vorhandenen »Schalter« tatsächlich gedrückt werden oder nicht.

Der Arzt behandelt, die Natur heilt

Angesichts dessen, was heute medizinisch alles möglich ist, wird gern mal vergessen, dass unser Körper sich eigentlich ganz gut selbst helfen kann. Er verfügt nämlich über viele Mechanismen, um sich aus eigener Kraft heraus zu regenerieren, physische und psychische Tiefs zu überwinden und Krankheiten zu besiegen. Sie müssen nur in Gang gesetzt werden.
Und damit sind wir auch schon beim Punkt: Diese Selbstheilungskräfte, unser innerer Arzt oder unsere innere Ärztin, lassen sich tatkräftig fördern und unterstützen. Die Naturheilkunde hat hier einiges zu bieten: heilsame Pflanzen und Nahrungsmittel, Wasseranwendungen, Wärme- und Kältereize, frische Luft. Nicht zu vergessen die menschliche Zuwendung. Sie ist genauso wichtig wie Medikamente. Dazu kommt noch das Gefühl der Selbstermächtigung, des Empowerments, von dem gerade so viel zu hören ist. Es macht stark und zufrieden, wenn man selbst etwas dazu beiträgt, gesund zu werden – und es zu bleiben. Und es wirkt sich auch positiv auf das Gefühl für den eigenen Körper aus, wodurch es wiederum leichterfällt, in Zukunft vielleicht ein bisschen besser auf ihn zu achten. Sich zum Beispiel gesünder zu ernähren, öfter aktiv zu werden, ein paar Stündchen mehr zu schlafen oder rechtzeitig einen Gang runterzuschalten, wenn mal wieder alles zu viel wird. Vorsorge ist schließlich die beste Medizin. Deshalb dreht sich in der Naturheilkunde vieles um die Prävention, also darum, es gar nicht erst so weit kommen zu lassen, dass wir krank werden. Das ist oft nicht nur einfacher, als zu heilen, sondern auch günstiger. Aber für bestehende Erkrankungen hat die Naturkunde ebenfalls viel zu bieten.

NICHT GEGEN-, SONDERN MITEINANDER

Nicht dass wir uns falsch verstehen: Die Schulmedizin hat in den vergangenen Jahrzehnten Unglaubliches geleistet und tut es noch immer. Allerdings liegt ihr Fokus vor allem auf der Behandlung von Krankheiten im Sinne einer Reparatur und selten im Anregen von Selbstheilungskräften. Trotzdem: Entweder Schulmedizin oder Naturheilkunde – das war einmal. Die Fronten bröckeln und die Naturheilkunde findet zunehmend Anerkennung und sogar Eingang in die Leitlinien der Arbeitsgemeinschaft der Wissenschaftlichen Medizinischen Fachgesellschaften (AWMF).[20] Das führt dazu, dass immer mehr Ärztinnen und Ärzte sie bei der Behandlung berücksichtigen und dass sie auch in der Ausbildung an Bedeutung gewinnt. Die Patienten freut's. Rund jeder Vierte legt bei der Behandlung Wert auf schonende

Heilmittel[21] und so gut wie jeder Zweite hat schon einmal Naturheilverfahren ausprobiert.[22] Den Menschen als Gesamtheit von Körper, Geist und Seele zu betrachten, wie es die Naturheilkunde macht, finden vermutlich viele nicht ganz verkehrt.

Dass auch mein Herz schon lange für die Naturheilkunde brennt, wissen Sie vermutlich längst. Dabei konnte ich, als ich selbst Medizin studiert habe, ehrlicherweise überhaupt nichts damit anfangen. Doch dann hatte ich unglaubliche Rückenschmerzen, gegen die einfach nichts half – bis ich es in meiner Verzweiflung mit Homöopathie versucht habe. Und siehe da: Die Schmerzen verschwanden, obwohl ich überhaupt nicht daran glaubte. Zwar gibt es bis heute sehr widersprüchliche Belege dafür, klar ist aber, dass Homöopathie tatsächlich besser als Placebo wirkt, vor allem in Hochpotenzen. Um Wirkungsweise und Qualität herauszufinden, ist noch einiges an Grundlagenforschung nötig.[23] Mir hat meine Erfahrung damals aber auf jeden Fall bewusst gemacht, dass es durchaus mehr gibt als die klassische Schulmedizin.

Heute bin ich fest davon überzeugt, dass Natur heilt – oft sogar besser als die herkömmliche Schulmedizin. Für so gut wie jedes Problem gibt es etwas Natürliches, das genauso gut hilft wie übliche Arzneimittel oder diese zumindest super ergänzt. Und für viele dieser Naturheilmittel liegen bereits wissenschaftliche Nachweise vor. Zahlreiche naturheilkundliche universitäre Kliniken weltweit und insbesondere in Deutschland haben in den vergangenen Jahren die Wirksamkeit naturheilkundlicher Verfahren und pflanzlicher Mittel untersucht. Die Ergebnisse sprechen für sich!

UNTERSTÜTZUNG AUS DER NATUR

Was die Stärkung des Immunsystems angeht, hat die klassische Schulmedizin nicht sehr

FRAGEN SIE IHREN ARZT

Wenn Sie unsicher sind, welche Erkrankung hinter Ihren Symptomen stecken könnte oder sich die Beschwerden nach drei Tagen Selbstbehandlung verschlimmern, sollten Sie einen Arzt oder eine Ärztin konsultieren. Besprechen Sie es auch mit ihm oder ihr, wenn Sie pflanzliche Medikamente einnehmen möchten, insbesondere wenn Sie bereits Arzneimittel einnehmen – nicht dass es zu unerwünschten Wechselwirkungen kommt.

viel zu bieten – auch weil es eben nicht den einen Hebel gibt. Schließlich kommen beim Immunsystem viele verschiedene Aspekte zusammen. Viele Abwehrmechanismen wachen über unsere Gesundheit. Die Naturheilkunde hat hier dafür umso mehr im Angebot! Es gibt zahlreiche Rezepturen, Hausmittel und Maßnahmen, die den inneren Arzt stärken und die körpereigenen Fähigkeiten zur Selbstheilung anregen.

Auch wenn es Sie doch mal erwischt hat, kann die Naturheilkunde helfen – allein oder als Unterstützung zu konventionellen medizinischen Maßnahmen. Besonders gut entfaltet sich ihre Wirkung, wenn Sie nicht lange warten, sondern die entsprechenden Mittel und Anwendungen schon im Anfangsstadium einsetzen – zum Beispiel beim ersten Kratzen im Hals, wenn Sie plötzlich vermehrt schnäuzen müssen oder bei den ersten Anzeichen von Erschöpfung. Wird der Körper rechtzeitig angestoßen, hat er nämlich noch genug Kraft, darauf zu reagieren.

Die Schulmedizin kann hingegen auch noch helfen, wenn der innere Arzt schon im Koma liegt, allerdings oft zu einem hohen Preis. So besiegen zum Beispiel Antibiotika viele Keime, zerstören aber auch zumindest vorübergehend einen Großteil unserer wichtigen Darmbakterien. Da der Körper dadurch gehörig aus der Balance gerät, kann es dann etwas länger dauern, bis unterstützende naturheilkundliche Maßnahmen greifen. Hochschulmedizin und Naturheilkunde sowie andere Medizinsysteme wie Akupunktur, Neuraltherapie oder Homöopathie ergänzen sich oft gut. Man muss nur wissen, was in der jeweiligen Situation den größten Erfolg verspricht. Deshalb ist für mich die beste Medizin die Kombination aus konventioneller Medizin und Naturmedizin.

Die fünf Ansätze der Naturheilkunde

Mit am einfachsten lässt sich der innere Arzt aktivieren, indem man auf verschiedene Weisen Reize setzt – mit Wasser, mit Wärme oder mit immunstimulierenden Pflanzen. Unser Organismus reagiert darauf recht zuverlässig, wirft seine Selbstheilungskräfte an und schlägt den Weg in Richtung Genesung ein. Um das zu erreichen, bedient sich die Naturheilkunde unterschiedlicher Methoden und setzt auf fünf Strategien:

- *Heilpflanzen*
- *Wasseranwendungen*
- *gesunde Ernährung*
- *Entspannung*
- *Bewegung*

HEILPFLANZEN

Es ist noch gar nicht so lange her, da waren Heilpflanzen die wichtigsten Arzneimittel.

Gegen so gut wie jede Beschwerde wuchs im Garten, auf dem Feld oder im Wald im wahrsten Sinn des Wortes ein Kraut und alle zusammen bildeten eine vielfältige »grüne Apotheke«.

Zahlreiche Pflanzen wurden mittlerweile wissenschaftlich untersucht und dabei konnte so manche ihrer Wirkungen bestätigt werden. Rund 100 000 Wirkstoffe hat man bisher entschlüsselt und das sind sicherlich noch längst nicht alle.

Bei den gesunden Inhalten handelt es sich zum großen Teil um Stoffe, die die Pflanzen brauchen, um sich selbst zu schützen – vor zu hoher UV-Strahlung, Umweltschadstoffen oder auch Fressfeinden. Viele dieser sekundären Pflanzenstoffe entfalten auch bei uns Menschen eine ähnlich schützende Wirkung. Das bedeutet aber noch lange nicht, dass man sie uneingeschränkt und in beliebiger Menge zu sich nehmen sollte.

Rund 1 500 Heilkräuter werden allein bei uns in Deutschland angebaut, um pflanzliche Heilmittel (Phytopharmaka) daraus zu gewinnen. Denn die Nachfrage ist groß: Über 1,6 Milliarden Euro wurden 2022 mit Phytopharmaka umgesetzt, gut die Hälfte der verkauften Produkte waren Husten- und Erkältungspräparate.[24] Mit ein Grund dafür ist: Man braucht meistens kein Rezept, muss also nicht auf einen Termin beim Arzt warten, sondern nur in die nächste Apotheke gehen. Außerdem werden pflanzliche Arzneimittel oft besser vertragen. Das liegt unter anderem daran, dass sie im Gegensatz zu synthetischen Arzneimitteln nicht nur eine oder ein paar wenige »Wirkstoffbomben« enthalten, sondern viele verschiedene Substanzen, die im Körper ganz unterschiedliche Moleküle ansteuern. Es braucht aber keinesfalls immer ein fertiges Präparat. Sie können genauso gut auch auf frische oder getrocknete Kräuter zurückgreifen. Aber bitte in Bioqualität. Zum einen finden sich dann keine Pestizide in den Pflanzen, zum anderen ist der Gehalt an sekundären Pflanzenstoffen höher – weil keine Chemie sie schützt. Viele bewährte Hausmittel gegen Infekte und zur Stärkung des Immunsystems können Sie ab Seite 108 im Praxisteil entdecken.

WASSERANWENDUNGEN

Vermutlich denkt nicht jeder bei Naturheilkunde direkt an Wasser. Dabei ist es eines der wichtigsten Therapeutika – allerdings nicht unbedingt als Getränk, sondern eher in Form von Wasseranwendungen. Die bekannteste ist sicher das Wassertreten, erfunden vor rund 150 Jahren von Pfarrer Sebastian Kneipp. Das Schreiten in kaltem Wasser fördert die Durchblutung und stärkt zudem, über eine gewisse Zeit regelmäßig angewandt, nachweislich das Immunsystem.[25]
Es gibt aber noch viele andere Verfahren.

Das Tolle an allen Wasseranwendungen: Man kann sie sehr gut zu Hause machen. Denn für Waschungen, Abreibungen, Güsse, Wickel, Ganzkörperpackungen und Bäder braucht es kein großes Equipment. Höchstens ein bisschen Überwindung. Aber weil die positive Wirkung meist nicht lange auf sich warten lässt, lohnt es sich allemal. Neben den reinen Kaltreizen wie beim Wassertreten gibt es auch Wechselanwendungen. Wärme und Kälte wechseln sich hier ab, wobei man immer warm beginnt und kalt endet und die warmen Reize deutlich länger andauern. Besonders stark ist die Reizintensität beim Saunieren: Durch die hohen Temperaturen wird der Zellstoffwechsel intensiviert, was die Abwehrzellen anregt. Der anschließende kalte Guss oder das Tauchbad aktiviert dann die entgegengesetzten Regulationsmechanismen im Körper. Ein- bis zweimal wöchentlich praktiziert, kommt das Immunsystem dadurch ordentlich in Schwung. Aber Achtung: Sauna ist Prävention. Wenn Sie schon erkältet sind, ist es zu spät dafür. Warten Sie dann mit der nächsten Schwitzkur, bis Sie wieder ganz gesund sind. Sonst wird es für Ihren Körper zu anstrengend.

GESUNDE ERNÄHRUNG

Der griechische Arzt Hippokrates befand schon im vierten Jahrhundert vor unserer Zeitrechnung, dass Nahrungsmittel Heilmittel sein sollen. Und recht hatte er: Längst ist wissenschaftlich belegt, wie eng Ernährung und Gesundheit in Verbindung stehen. Hippokrates versucht, Krankheiten durch die Auswahl bestimmter Lebensmittel vorzubeu-

AUF EINEN BLICK

Wasseranwendungen wirken gleich auf mehreren Ebenen:

- *Sie stärken die Abwehrkräfte, weil sie die Durchblutung verbessern und den Lymphabfluss steigern. Dadurch werden die Zellen besser mit Abwehrzellen und Nährstoffen versorgt und Erreger können besser bekämpft werden.*
- *Sie reduzieren mit der Zeit die Bildung von Stresshormonen und fördern damit die Entspannung.*
- *Und das Tollste ist, dass die kalten und warmen Temperaturen nicht nur lokal auf die Haut wirken, sondern über nervliche und hormonelle Reflexbögen auch innere Organe stärken.*

gen oder zumindest ihren Verlauf günstig zu beeinflussen. Seine Diätetik (griech. diaita = Lebensweise) hat nichts mit Abnehmen zu tun, sondern bezeichnet einfach eine besondere Ernährungsweise.
Seit jeher setzt man überall auf der Welt auf die Heilkraft der richtigen Ernährung. Zwei bekannte Beispiele sind die Traditionelle Chinesische Medizin und der Ayurveda – beide Systeme bauen auf einer typgerechten Nahrung auf und bringen viele Gewürze und Kräuter ins Spiel. Nicht nur wegen ihrer Aromen, sondern auch wegen ihrer gesundheitsfördernden ätherischen Öle und sekundären Pflanzenstoffe. Aber das ist bei Weitem nicht alles. So dämmen beispielsweise Ballaststoffe, Eiweiße aus Pflanzen und gesunde Fette Entzündungen ein – und nehmen damit auch dem Immunsystem Arbeit ab.
Ihre Heilkraft und Energie erhalten Lebensmittel durch die Nährstoffe, die in ihnen stecken: Eiweiße, Fette, Kohlenhydrate, Vitamine, Mineralstoffe und sekundäre Pflanzenstoffe. In einer ausgewogenen Ernährung sind immer alle enthalten.

Proteine

Proteine beziehungsweise Eiweiße haben im Körper ganz unterschiedliche Aufgaben. Manche bilden als Strukturproteine das Gerüst der Zellen, sind an deren Wachstum, Reparatur und Erneuerung beteiligt. Andere befördern als Transportproteine den Sauerstoff und Nahrungsmoleküle. Wieder andere sind Bestandteile der weißen Blutkörperchen und damit des Immunsystems. Und das sind nur ein paar Beispiele.
Proteine bestehen aus kleinen Bausteinen, den Aminosäuren, die im Körper immer wieder anders zusammengesetzt werden. Idealerweise kann unser Körper die meisten dieser winzigen Bausteine selbst herstellen. Ein paar jedoch müssen wir ihm regelmäßig mit der Nahrung zuführen, damit die Eiweißsynthese nicht ins Stocken gerät. Denn damit würde unsere Leistungskraft sinken und wir wären anfälliger für Krankheiten. Kinder würden nicht mehr richtig wachsen und Erwachsene schneller altern.
Auch das Immunsystem braucht, um optimal zu funktionieren, Eiweiß. Zu wenig davon schwächt die Körperabwehr. Um die Eiweißversorgung sicherzustellen und zu verhindern, dass der Körper den Stoff aus seinen Muskeln abzweigt, brauchen Sie deswegen jeden Tag pro Kilogramm Körpergewicht 0,8 Gramm Eiweiß. Ab 65 Jahren sogar noch ein bisschen mehr (1 Gramm pro Kilo).
Und noch etwas: Auch wenn sich diese Behauptung hartnäckig hält – man muss kein Fleisch und andere tierischen Produkte essen, um seine Eiweißversorgung sicherzustellen. Pflanzen sind ebenfalls tolle Proteinquellen, allen voran Hülsenfrüchte, Nüsse

und Getreide. Großes Plus: In allen stecken zusätzlich jede Menge Ballaststoffe für die gesunden Darmbakterien. Und auch die spielen eine wichtige Rolle in puncto Immunabwehr.

Fette

Neben den Proteinen sind die Fette (Lipide) das wichtigste Baumaterial unseres Körpers. Sie finden sich in der Membran jeder einzelnen Zelle, bilden den Großteil des Gewebes und eine schützende Schicht um die inneren Organe. Sie unterstützen bei der Temperaturregulierung und speichern die fettlöslichen Vitamine A, D, E und K.

Fett ist also lebenswichtig. Allerdings kommt es beim Fett in der Nahrung auf das Fettsäuremuster an: Gesättigte Fettsäuren kommen überwiegend in tierischen Nahrungsmitteln vor (außerdem in Kokos- und Palmfett). Sie sollte man tatsächlich nur in Maßen zu sich nehmen, weil sie den Cholesterinspiegel nach oben treiben, Diabetes und Entzündungen fördern und damit das Risiko für Herz-Kreislauf-Erkrankungen erhöhen. Ungesättigte Fettsäuren aus Nüssen, Samen, Oliven (und aus den daraus gewonnen Ölen) oder Fisch braucht der Körper dagegen unbedingt. Ganz besonders gilt das für die Omega-3-Fettsäuren, die zum Beispiel in Hering und anderen fetten Seefischen stecken, aber auch in einigen Pflanzenölen (allen voran Lein- und Rapsöl) sowie in Nüssen. Omega-3-Fettsäuren wirken entzündungshemmend und beugen somit Herz-Kreislauf-Erkrankungen vor. Sie stärken zudem die Darmbarriere und unterstützen das Immunsystem.

So wie bei den Aminosäuren müssen wir manche ungesättigten Fettsäuren mit der Nahrung aufnehmen, damit Zellwände, Gefäße und Haut elastisch und Nerven und Gehirn funktionsfähig bleiben. Dazu zählt zum Beispiel die Omega-3-Fettsäure Linolensäure in Leinöl.

Was wir hingegen überhaupt nicht brauchen, sind Transfettsäuren, die aber zum Glück in natürlichen Lebensmitteln ohnehin nur in sehr kleinen Mengen vorkommen (etwa in Milch und Fleisch), dafür umso mehr in industriell produzierter Nahrung wie Fertiggerichten, Gebäck und Snacks. Sie gelten als extrem gesundheitsschädlich und mitverantwortlich für Arteriosklerose, Herzinfarkt und Schlaganfall.

Kohlenhydrate

Kohlenhydrate sind die Hauptenergiequelle für unseren Körper, ganz besonders das Gehirn braucht regelmäßig Nachschub. Denn unser Körper macht aus Kohlenhydraten Zucker, die einzige Nahrung des Gehirns. Für den Rest des Körpers ist es aber von Vorteil, wenn die Zuckermoleküle aus den Kohlenhydraten nur langsam freigesetzt werden, um den Organismus nicht damit zu überschwemmen. Deshalb ist es wichtig, auf die richtigen Kohlenhydrate zu setzen. Zu viele von den einfachen (kurzkettigen), die zum Beispiel in Nudeln und Weißmehl stecken, werfen den Stoffwechsel schnell aus der Bahn, fördern überflüssige Kilos und rollen damit dem Diabetes Typ 2 quasi den roten Teppich aus. Die komplexen (langkettigen) Kohlenhydrate dagegen halten den Blutzucker schön niedrig und machen lange satt. Sie stecken in Vollkorngetreide, Kartoffeln, Hülsenfrüchten, Gemüse und Obst, die zugleich reich an Ballaststoffen und sekundären Pflanzenstoffen sind.

Zu den Kohlenhydraten zählen auch die Ballaststoffe. Das Besondere an ihnen ist, dass wir sie nicht (oder kaum) verdauen können. Dafür quellen sie im Darm auf, machen dadurch satt und regen die Verdauung an. Vor allem aber sind Ballaststoffe bestes Futter für die gesunden Darmmikroben. Sie fördern deren Wachstum – und gleichzeitig bilden die Bakterien aus ihnen weitere Gesundstof-

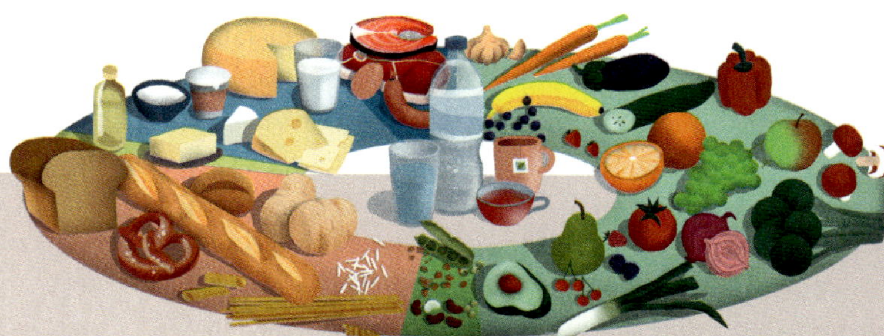

SO SIEHT EINE AUSGEWOGENE ERNÄHRUNG AUS

- Pflanzliche Produkte bilden die Basis: Gemüse und Obst, Getreide(-produkte) und Kartoffeln sowie Hülsenfrüchte und Nüsse.
- Milch(-produkte), Fleisch, Wurst, Fisch und Eier sollten nur in kleinen Portionen auf den Tisch kommen.
- Bei Ölen und Fetten stehen die pflanzlichen Versionen im Vordergrund.
- Rund 1,5 Liter Flüssigkeit braucht der Körper am Tag, am besten sind Wasser und ungesüßter Tee.

fe. Besonders ballaststoffreich sind (Vollkorn-)Getreide, Hülsenfrüchte, Gemüse und frisches Obst.

Vitamine und Mineralstoffe

Ohne diese Mikronährstoffe läuft gar nichts! Vitamine sind an so gut wie allen Stoffwechselreaktionen, Aufbau- und Reparaturvorgängen beteiligt. Mineralstoffe und Spurenelemente sind Bestandteil aller Gewebe und Körperflüssigkeiten. Und natürlich ist die ausreichende Versorgung mit ihnen auch wichtig für ein gut funktionierendes Immunsystem. Allerdings kann unser Körper sie nicht selbst herstellen. Eine Ausnahme ist Vitamin D, das unter Einwirkung von UV-Strahlung in der Haut gebildet wird, aber auch in geringeren Mengen über die Nahrung aufgenommen werden kann.
Die fettlöslichen Vitamine A, D, E und K kann der Körper zumindest in gewissen Mengen speichern und so eine kleine Reserve anlegen. Dasselbe gilt für Mineralstoffe wie Kalzium, Phosphor, Kalium, Natrium oder Magnesium und Spurenelemente wie Eisen, Fluor und Zink. Die wasserlöslichen Vitamine (die B-Vitamine und Vitamin C) müssen wir ihm dagegen täglich mit der Nahrung zuführen. Wer ausreichend Gemüse und Obst isst, hat damit aber kein Problem. Und deckt gleich noch den Bedarf an den meisten anderen Mikronährstoffen.

Sekundäre Pflanzenstoffe

Obst und Gemüse versorgen uns nicht nur mit gesundem Eiweiß und wertvollen Kohlenhydraten, mit Ballastoffen, Vitaminen und Mineralstoffen. Sie sind auch die wichtigste Quelle für die sogenannten sekundären Pflanzenstoffe, die sich ebenfalls positiv auf unsere Gesundheit auswirken.
Bereits recht gut erforscht ist die Gruppe der Polyphenole: Sie gelten als Antioxidanzien, wirken also freien Radikalen entgegen, die

HEISSHUNGER VERMEIDEN

Strenge Verbote bringen wenig, sondern schüren nur den Heißhunger. Daher: Wenn es unbedingt sein muss, geben Sie Ihrem Verlangen hin und wieder nach und genießen ohne schlechtes Gewissen eine kleine Portion Pommes oder so.
Wenn man sich ausgewogen ernährt, auch mit süßen Trockenfrüchten und salzigen Nüssen, nimmt das Verlangen nach Fast Food und Süßigkeiten mit der Zeit ohnehin ab.

im Zuge des Stoffwechsels gebildet werden und, wenn sie überhandnehmen, für ordentlich Stress in den Zellen sorgen. Unter anderem lösen sie Entzündungsreaktionen aus, die das Immunsystem auf Trab halten. Es schadet also nichts, den Körper im Kampf gegen die aggressiven Radikale mit der richtigen Ernährung zu unterstützen.

WIE VIEL WOVON?

Um Ihren Körper mit all diesen Stoffen zu versorgen, brauchen Sie keine aufwendigen Ernährungspläne und Sie müssen auch nicht auf Ihre Lieblingsspeisen verzichten. Es reicht völlig, einige Empfehlungen zu beachten:

- *Obst und Gemüse: mindestens fünf Portionen täglich, je bunter desto besser, gern saisonal; mehr Gemüse als Obst wegen des enthaltenen natürlichen Fruchtzuckers*
- *Hülsenfrüchte: mindestens einmal pro Woche*
- *Nüsse: jeden Tag eine kleine Handvoll*
- *Brot, Nudeln, Reis und Mehl: zu den Vollkornvarianten greifen*
- *Öle und Fette: nicht an guten Ölen sparen, die pflanzlichen bevorzugen, insbesondere Omega-3-haltige wie Lein- und Rapsöl; ebenso Olivenöl aufgrund seines hohen Gehalts an Polyphenolen*
- *Milch und Milchprodukte: eine Portion täglich*
- *Fisch: einmal pro Woche, am besten fetter Seefisch wegen der gesunden Omega-3-Fettsäuren; Lachs kann auch durch Leinöl ersetzt werden*
- *Fleisch und Wurst: insgesamt nicht mehr als 300 Gramm pro Woche; bei Krankheiten und Entzündungen sowie Infektanfälligkeit je weniger, desto besser*
- *Süßes, Salziges und Fettiges in Fast Food: am besten überhaupt nicht essen*

ENTSPANNUNG

Ob wir anfällig sind für Infekte, hat auch viel mit unserer seelischen Verfassung zu tun. Nicht wenige leiden heutzutage unter permanentem Stress. Der Organismus hat das Wechselspiel von An- und Entspannung verlernt, auch das körperliche und seelische Gleichgewicht ist aus dem Gleichgewicht geraten. Das zeigt sich dann gern unter anderem in einer verminderten Abwehrkraft. Umso wichtiger ist es, wieder in die Balance und in die (Selbstheilungs-)Kraft zu finden. Dabei hilft die Entspannungstherapie, die in der Naturheilkunde ein Teil der Ordnungstherapie ist (ja, klingt etwas altmodisch) – gemäß Pfarrer Kneipp, der die »Ordnung in der Seele« seiner Patienten als eine wichtige Voraussetzung für Heilung ansah, aber genauso auch die Ordnung im Tagesablauf. Wann wir schlafen, essen, uns bewegen, entspannen. Die Entspannungstherapie eignet sich hervorragend für den »Hausgebrauch« beziehungsweise die Selbstbehandlung. Ihr Ziel ist es,

Stressauslöser im Alltag erst zu identifizieren, dann zu reduzieren und so auf Dauer die persönliche Stressanfälligkeit zu senken. Es geht darum sich zu entstressen und die Balance wiederherzustellen durch gezielte Entspannungsübungen, mehr Schlaf und regelmäßige Bewegung. Was ganz konkret dem Immunsystem helfen kann, erfahren Sie ab Seite 160.

BEWEGUNG

Auch wenn es irgendwo zwickt oder der Bewegungsapparat streikt – Muskeln und Gelenke zu schonen, das war einmal. Heute weiß man, dass Bewegung ihnen viel besser tut als Ruhe. Doch Bewegung sollte nicht nur im Krankheitsfall zum Einsatz kommen. Sie schützt genauso präventiv – den Körper und den Geist sowie das Immunsystem.
Besonders effektiv ist Bewegung an der frischen Luft. Die sorgt nicht nur für eine Extraportion Sauerstoff, senkt die Herzfrequenz, den Blutdruck, die Muskelspannung und reduziert Stress, sondern tut auch den Atemwegen und -organen gut und kurbelt die Bildung von Blutkörperchen auch für das Immunsystem an (siehe Seite 168 f.). Außerdem kann der Körper nur durch die UV-Strahlung der Sonne, die übrigens auch bei bewölktem Himmel noch durchdringt, Vitamin D bilden. Und das ist unter anderem für ein funktionierendes Immunsystem unerlässlich (siehe Seite 67).

Nicht warten, aktiv werden

Was ich an der Naturheilkunde besonders mag, ist, dass sie keine Wissenschaft nur für Behandler ist. Viele wirkungsvolle Rezepturen und Anwendungen kommen als Hausmittel bereits seit Jahrhunderten, manchmal sogar seit Jahrtausenden immer wieder zum Einsatz. Nicht immer braucht es dazu medizinische Begleitung. Zahlreiche bestens bewährte Hausmittel helfen, Krankheiten und insbesondere Infekte zu überwinden. Und mittlerweile sind viele Wirkungsweisen sogar wissenschaftlich bewiesen.
Erstaunlich finde ich immer wieder: Neben den Naturheilkräutern sind es oft ganz normale Lebensmittel, die helfen. Hier lohnt es sich definitiv, den Blick zu erweitern. Man weiß mittlerweile sehr viel darüber, wie Naturheilmittel wirken – innerlich und äußerlich. Das ist keine Glaubensfrage mehr, sondern wissenschaftlich belegt.
Im nächsten Kapitel gibt es zahlreiche Rezepte, wie Sie Ihr Immunsystem mithilfe der Naturheilkunde stärken können, um widerstandsfähiger zu werden gegen Infekte. Auch langfristig. Und wenn es Sie doch einmal erwischt hat, können Sie Ihre Abwehrkräfte mit vielen bewährten Rezepten und Rezepturen aus der Naturheilkunde unterstützen, damit die Symptome abgemildert werden und Sie schneller wieder gesund sind.

Grundlagen für ein starkes Immunsystem

Das eine Allheilmittel für ein starkes Immunsystem gibt es natürlich nicht, denn die Abwehrstrategien des Körpers sind auf verschiedene Bereiche verteilt, die alle unterschiedliche Funktionen und Aufgaben haben. Was aber geht: die verschiedenen Anteile zu unterstützen und zu fördern.

BASIS: EIN GESUNDER LEBENSSTIL

Die wichtigste Grundlage, um das Immunsystem zu stärken, ist erst einmal ein gesunder Lebensstil. Er schafft die Basis dafür, dass in unserem Körper alles möglichst rundläuft. Wenn Sie Ihr Immunsystem langfristig richtig abwehrstark machen wollen, empfehle ich Ihnen meine Super-Booster ab Seite 176.

AUSGEWOGENE ERNÄHRUNG

Eine möglichst pflanzenbasierte und abwechslungsreiche Ernährung stärkt die Abwehrkräfte, weil sie alle Nährstoffe enthält, die nötig sind, um Infekte zu verhindern oder zumindest in Schach zu halten. Wichtig sind Lebensmittel mit den Hauptbausteinen des Immunsystems Zink und Selen sowie Vitamin C und E. Vergessen Sie auch Ihre »Mitbewohner« im Darm nicht. Sie freuen sich über viele Ballaststoffe und Probiotika (siehe Seite 140). Auch ausreichend trinken ist wichtig!
Spezielle Nahrungsergänzungsmittel sind normalerweise nicht nötig. Wenn Sie auf Nummer sicher gehen wollen, lassen Sie beim Arzt ein Blutbild erstellen, um eventuelle Defizite aufzudecken.

REGELMÄSSIGE BEWEGUNG

Wer regelmäßig körperlich aktiv ist, pusht damit zum Beispiel die natürlichen Killerzellen und macht sie schlagkräftiger gegen Krankheitserreger. Das heißt zwar nicht automatisch, dass Sie nie wieder Atemwegsinfekte haben werden. Aber zumindest verlaufen diese für gewöhnlich dann milder. Das hat man nicht zuletzt während der Coronaepidemie gesehen.
Außerdem hilft Bewegung sehr gut gegen Stress, der unter anderem die Abwehrkräfte ausbremst (siehe Seite 162). Kleine Einschrän-

kung: Wenn Sie sich schon einen Infekt eingefangen haben, schonen Sie sich bitte, setzen auf Hausmittel und warten mit dem Sport, bis Sie wieder gesund sind.

MEHR ENTSPANNUNGS-MOMENTE

Stress ist auf Dauer wahres Gift fürs Immunsystem, weil er den ganzen Körper in Alarmbereitschaft versetzt und Entzündungen gehörig anheizt. Dazu kommt, dass wir uns oft sehr einseitig ernähren, wenn wir gestresst sind und noch dazu verstärkt zu Zucker und anderen einfachen Kohlenhydraten greifen, weil sie vermeintlich schnell Energie liefern. Auch Junkfood ist angesagt, weil die Kombi aus Salz, Fett und Zucker die Belohnungssysteme im Gehirn anknipst – leider aber nicht lange, sodass ständig Nachschub nötig ist. Und: Wer gestresst ist, schläft schlechter, was die Abwehrkräfte ebenfalls aus dem Gleichgewicht bringt. Entspannung wirkt gegen all das wie ein Supermedikament!

SONNE UND FRISCHE LUFT

Für eine intakte Immunabwehr braucht es Vitamin D. Ein wenig davon können wir zwar über die Nahrung aufnehmen, den größten Teil produziert unser Körper aber selbst – mithilfe des Sonnenlichts. Die UV-Strahlen erhöhen die Aktivität der T-Zellen.
Viel frische Luft hält zudem die Schleimhäute der Atemwege feucht und stärkt so ihre Barrierefunktion. Deswegen sollten Sie im Winter auch mehrmals am Tag stoßlüften, denn die trockene Heizungsluft setzt dem Immunsystem ganz schön zu.

GENUG SCHLAF

Wer genug schläft, fördert sein Immunsystem ebenfalls. Zwar weiß man noch nicht genau über welche Wege. Aber immerhin hat man schon mal herausgefunden, dass fehlender Schlaf die Funktion der T-Zellen beeinträchtigt, weil sie dann schlechter an infizierte Zellen andocken können.[26] Dazu kommt, dass guter Schlaf offensichtlich die »Wanderbereitschaft« der T-Zellen steigert. Sie machen sich vermehrt auf den Weg in die Lymphknoten, wo sie auf Antigene »geschult« werden.[27]
Nicht zuletzt werden im Schlaf Botenstoffe (Zytokine) freigesetzt, die bestimmte Abwehrzellen aktivieren und so auch Effekte auf Entzündungsprozesse und Bakterien haben.

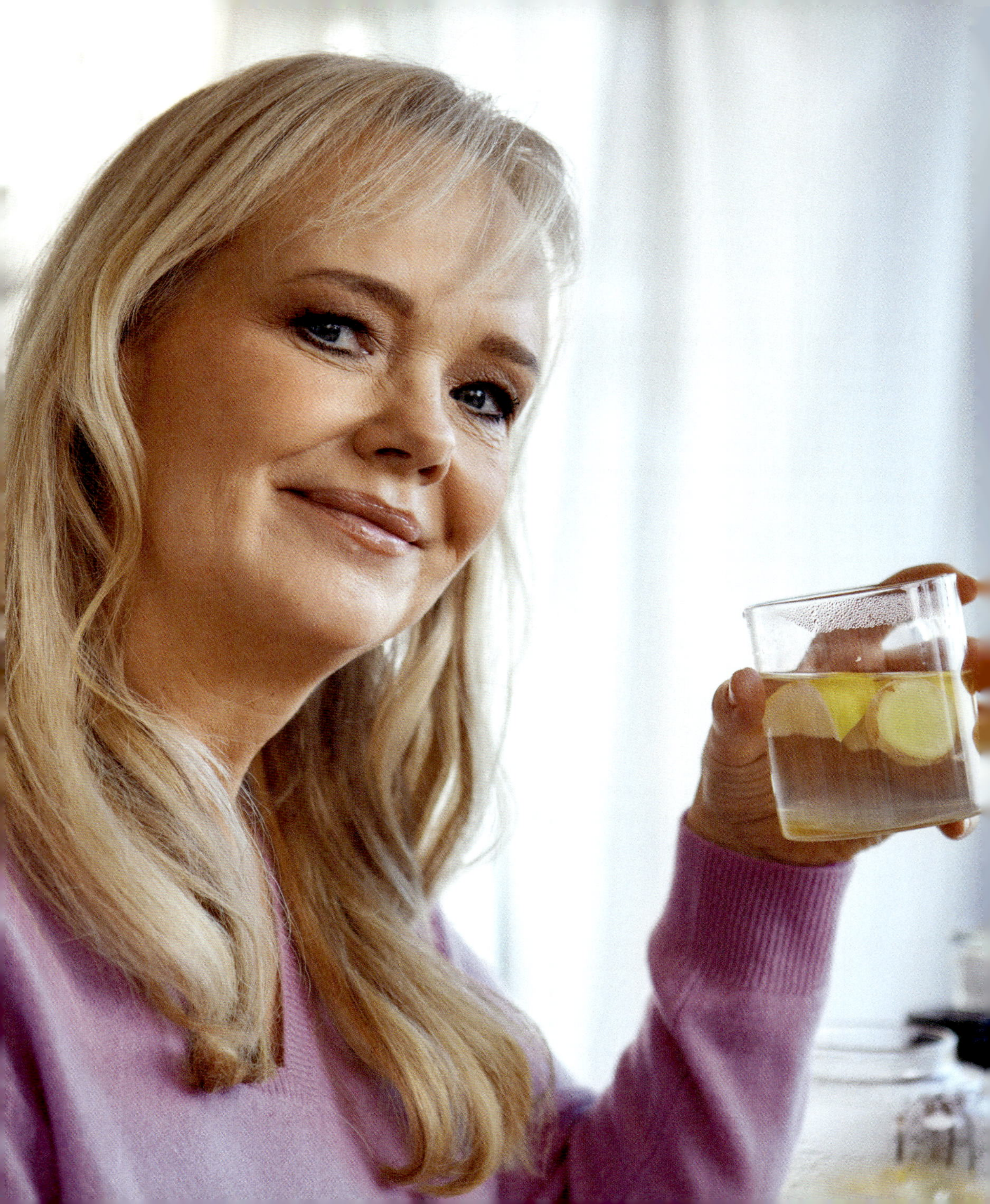

Praxis

In diesem Kapitel finden Sie zahlreiche praktische Tipps und Anleitungen, wie Sie Ihr Immunsystem mit natürlichen Methoden unterstützen und stärken.

Hilfe zur Selbsthilfe

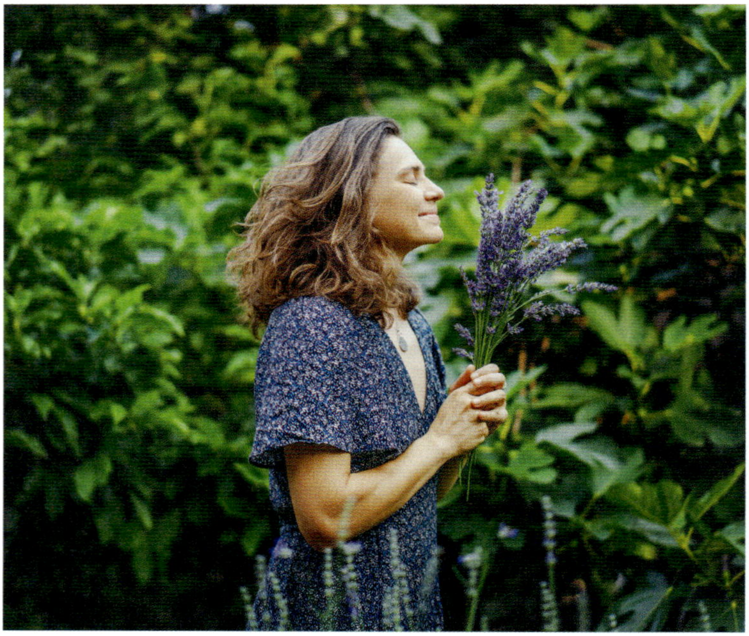

Die Natur ist die größte Apotheke der Welt. Bis heute hat man rund 50 000 Pflanzen gezählt, die heilende Stoffe enthalten oder denen zumindest eine heilende Wirkung zugesprochen wird. Viele von ihnen werden bereits seit Jahrtausenden genutzt und das Wissen um ihre Anwendung wurde von Generation zu

Generation weitergegeben. Aktuell erleben Heilkräuter gerade wieder eine echte Renaissance – auch weil die Wissenschaft immer öfter als wahr bestätigt, was für die Menschen früher »nur« Erfahrungswissen war. Mich freut's und ich kann jedem nur empfehlen, es selbst auszuprobieren. Gerade wenn es darum geht, die körpereigenen Schutzbarrieren und Abwehrkräfte zu stärken und zu unterstützen, gibt es kaum etwas Besseres.

Die Kraft der Natur

Noch viele unserer Urgroßmütter verfügten über einen immensen Erfahrungsschatz und wussten, wie sie beispielweise aus dem, was sie im Garten und Wald, auf dem Feld und der Wiese pflückten, Tees, Tinkturen, Öle, Salben und mehr herstellen konnten, die sie und ihre Lieben bei Schnupfen, Fieber und Co. schnell wieder gesund werden ließen. Natürlich und regional. Auch wir müssen nicht weit in die Ferne schweifen. Und erst recht brauchen wir kein riesiges botanisches Wissen und keinen megagrünen Daumen, wenn wir die Kraft der Natur nutzen wollen, um die Widerstandskräfte unseres Körpers zu stärken und zu unterstützen.
Wer seinem Immunsystem unter die Arme greifen und seine Selbstheilungskräfte gegen Infekte anstupsen möchte, muss nicht einmal lange in der Küche stehen, um die verschiedenen Zutaten zu verarbeiten. Diverse Tees sind schnell aufgebrüht. Einen »Immunshot« zu mixen, dauert nicht länger als 5 Minuten. Auch Wasseranwendungen, meine persönliche Geheimwaffe zur Vorbeugung von Infekten, sind überhaupt nicht kompliziert. Sie lassen sich problemlos in den Alltag integrieren und machen uns so Tag für Tag stärker gegen Erkältung und Co. Sich ausgewogen zu ernähren, um die Abwehrkräfte mit allen nötigen Nährstoffen zu versorgen, geht ohnehin quasi nebenbei – und ist noch dazu wirklich lecker.

VIELFALT VON NATUR AUS

Heilpflanzen lassen sich auf unterschiedliche Weise nutzen. Mal kommt dabei die ganze Pflanze zum Einsatz, mal sind es nur die Blätter, die Blüten oder die Wurzeln. Genauso kann man sie frisch oder getrocknet verwenden. Es kommt immer darauf an, welche Wirkung man gern hätte.

Schnell gemacht: Tees

Ich liebe Tees, denn sie sind nicht nur schnell zubereitet, sondern schmecken noch dazu richtig gut (zumindest findet wirklich jeder einen Tee, der ihm gut schmeckt). Außerdem eignen sich unglaublich viele Heilpflanzen für diese Zubereitungsart, weil ihre medizinisch wirksamen Inhaltsstoffe sich gut im heißen Wasser lösen.

AUFGUSS

Die einfachste und wohl auch bekannteste Methode der Teezubereitung ist der Aufguss (Infus). Dafür werden fein zerkleinerte Pflanzenteile mit heißem Wasser übergossen.
Ein Aufguss eignet sich vor allem für Blüten und Blätter, die frisch oder getrocknet sein können. Dabei gilt: Von frischem Kraut nehmen Sie immer die doppelte Menge wie von getrocknetem.
Für eine Tasse geben Sie 1 gestrichenen Teelöffel (2–3 Gramm) getrocknetes oder 1 Esslöffel (4–6 Gramm) frisches Kraut in eine Tasse oder kleine Kanne und gießen 150 Milliliter frisch gekochtes, heißes Wasser darüber. Wer ein Teesieb, ein Teeei oder eine Kräutertasse mit Filtereinsatz benutzt, spart sich später das Abseihen.
Damit sich die Wirkstoffe lösen, muss der Tee nun ziehen. Bei Blütentees reichen dazu ca. 5 Minuten, bei Tees aus Blättern/Kraut dauert es etwa doppelt so lang (ca. 10 Minuten). Für den Geschmack kann der Tee auch länger ziehen. Wichtig ist, dass Sie die Tasse währenddessen abdecken, zum Beispiel mit einer Untertasse. Denn sonst lösen sich die Wirkstoffe mit dem Wasserdampf im wahrsten Sinn des Wortes in Luft auf. Lassen Sie außerdem nach dem Ziehen die Kondenstropfen, die sich am Deckel gesammelt haben, unbedingt in die Tasse abtropfen. In ihnen steckt volle Wirkstoffpower!
Ist die Zeit um, gießen Sie den Aufguss durch ein Sieb ab und genießen den Tee Schluck für Schluck. Sie können auch gleich eine größere Menge zubereiten, sie nach dem Abseihen in eine Thermoskanne füllen und über den Tag verteilt immer wieder etwas davon trinken. Drei bis vier Tassen am Tag sind oft eine gute Standarddosis.

Auf einen Blick: 2–3 g getrocknete oder 4–6 g frische Blüten und/oder Blätter • 150 ml heißes Wasser • 5–10 Minuten zugedeckt ziehen lassen • 3–4 Tassen täglich

SUD

Wenn Sie Tee aus den harten Bestandteilen einer Pflanze zubereiten wollen, zum Beispiel aus der Rinde, den Wurzeln, Früchten oder Samen, eignet sich eine andere Zubereitungsart besser: die Abkochung, auch Kräutersud oder Dekokt genannt.

Zunächst werden die frischen oder getrockneten Ausgangstoffe in Stücke geschnitten, zerbrochen, im Mörser angestoßen oder auf andere Art zerkleinert. Von getrockneten Zutaten braucht man 20 Gramm, von frischen 40 Gramm.
Anschließend wird diese Menge in einem Topf mit 750 Millilitern kaltem Wasser bedeckt, das zum Kochen gebracht wird und danach bei kleiner Hitze 20–30 Minuten vor sich hin köchelt, bis ca. ein Drittel der Flüssigkeit verkocht ist. Die restlichen ca. 500 Milliliter werden durch ein Sieb in eine (Thermos-) Kanne oder einen Krug abgeseiht und auf vier Tassen verteilt den Tag über getrunken.

Auf einen Blick: 20 g getrocknete oder 40 g frische Rinde, Wurzeln, Früchte oder Samen • 750 ml kaltes Wasser • 20–30 Minuten leise köcheln lassen • 500 ml täglich

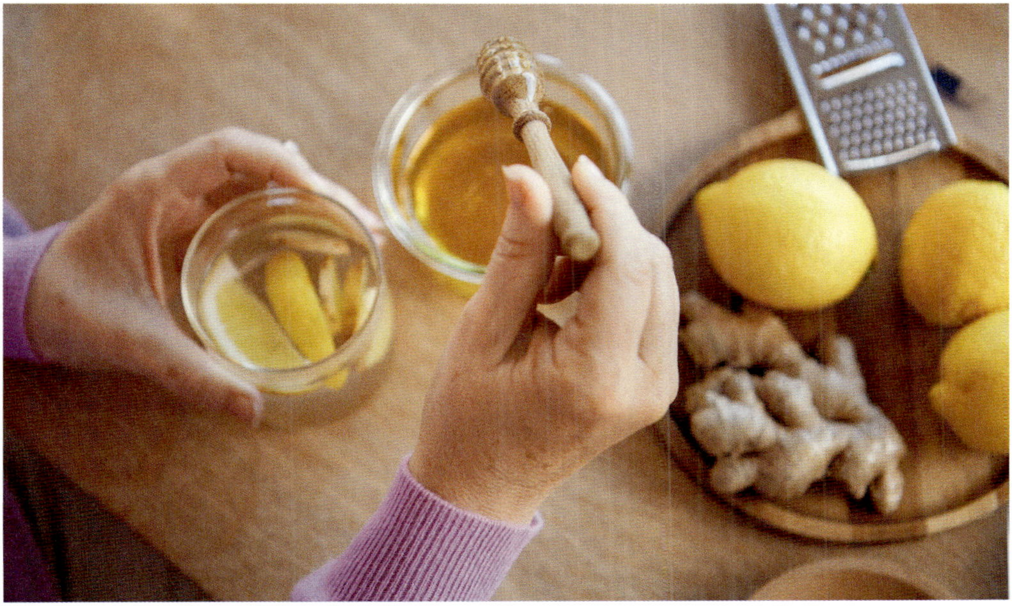

Wenn Sie ihren Tee gern süß trinken, empfehle ich Honig. Geben Sie ihn aber erst dazu, wenn der Tee schon etwas abgekühlt ist. Die heilsamen Enzyme im Honig sind sehr hitzeempfindlich und vertragen maximal 40 °C.

Immunshots

In den kleinen Powerdrinks stecken jede Menge gesundheitsstärkende Vitamine und sekundäre Pflanzenstoffe und dazu noch viel Geschmack – kein Wunder, dass sie so angesagt sind. Allerdings entdeckt man auf der Zutatenliste von fertig gekauften Immunshots meist auch einiges, was nicht so toll ist, vor allem Zucker. Ich empfehle daher wie so oft, sie lieber selbst zu machen. Was reinkommt, hängt natürlich vom Geschmack ab. Aber die Basics müssen stimmen.

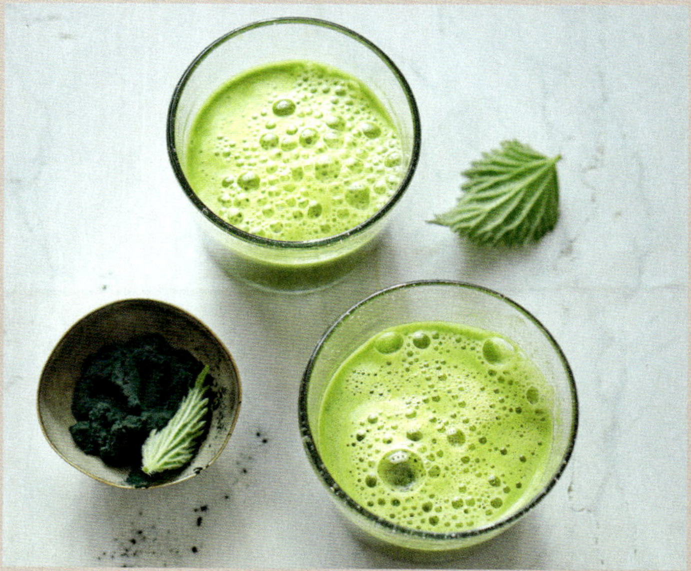

VITAMINE & CO.

Frisch gepresster Orangen- oder Zitronensaft liefert reichlich Vitamin C, das wirkt entzündungshemmend und stärkt die Abwehrkräfte. Mein Tipp: Ein bisschen Bio-Zitronenschale dazureiben. Das intensiviert den Geschmack, außerdem stecken in der Schale besonders viele sekundäre Pflanzenstoffe und Antioxidanzien für den Zellschutz.
Eine andere »Vitamindusche« ist Granatapfelsaft. Er ist reich an Vitamin B, dazu kommt Vitamin C und etwas Vitamin E. Zusammen mit dem hohen Polyphenolgehalt wirkt er damit effektiv gegen Entzündungen und schützt unsere Gefäße vor Ablagerungen.

POWERSTOFFE

Sie sind das eigentliche Geheimnis vieler Rezepte: Ingwer und Kurkuma wirken entzündungshemmend, schmerzstillend und keimtötend. Auch Knoblauch bekämpft Viren und Bakterien. Also her damit!

NOCH EINE PRISE ...

... Pfeffer, Chili oder Zimt dazu, das bringt Geschmack und kann die Wirkung der anderen Gesundstoffe durchaus noch mal steigern. Zum Beispiel aktiviert das Piperin aus dem Pfeffer das Kurkumin in Kurkuma. Außerdem wirken alle drei belebend und verdauungsfördernd.

SÜSSUNGSMITTEL

Wem das alles zu sauer, scharf oder herb ist, der gibt noch etwas Honig in den Shot. Der verstärkt auch noch die keimtötende Wirkung und fördert nachgewiesenermaßen die Immunabwehr.

UND WIE VIEL BRAUCHT'S?

Ein Shot (ca. 20 ml) am Tag genügt. Damit Sie nicht ständig dafür am Mixer stehen, empfehle ich, gleich eine größere Menge zuzubereiten. Denn in einer sauberen Flasche hält sich die Mischung im Kühlschrank gut eine Woche. Meine Lieblingsrezepte finden Sie hinten im Buch.

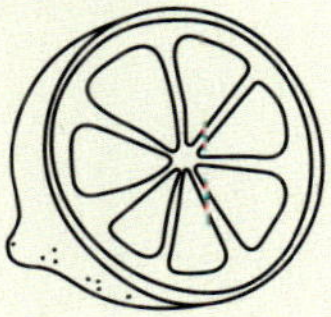

Was der Haut guttut

Unsere Haut umhüllt uns wie ein natürliches Kleidungsstück. Sie schützt uns aber nicht nur vor Wind und Wetter, sondern auch vor allerlei Schadstoffen und Keimen. Dabei bilden drei »Schichten« eine schwer zu überwindende Barriere:

- *das Hautmikrobiom,*
- *der Säureschutzmantel und*
- *die äußere Hornschicht der Oberhaut (Epidermis).*

Wie eine Ziegelmauer bilden die Hornzellen der Oberhaut, zusammengehalten von hauteigenen Lipiden (Fetten), eine stabile Barriere, die nicht nur das Eindringen von Fremdkörpern, sondern auch den Flüssigkeitsverlust der Haut verhindert.

Schweiß- und Talgdrüsen in der Haut produzieren Sekrete, die wie ein Lipidfilm die Haut überziehen und gemeinsam verschiedenen Stoffen den Säureschutzmantel bilden, der ebenfalls vor Keimen schützt. Unzählige gute Mikroben dagegen finden genau in diesem Milieu optimale Lebensbedingungen vor.

Dieses Hautmikrobiom ist eine weitere biologische Schutzbarriere und stabilisiert dabei wiederum den pH-Wert der Haut.

Gerät das Hautmikrobiom und damit der Säureschutzmantel aus dem Gleichgewicht, wird es für Krankheitserreger leichter, die »Mauer« zu durchdringen. Dazu kommt, dass

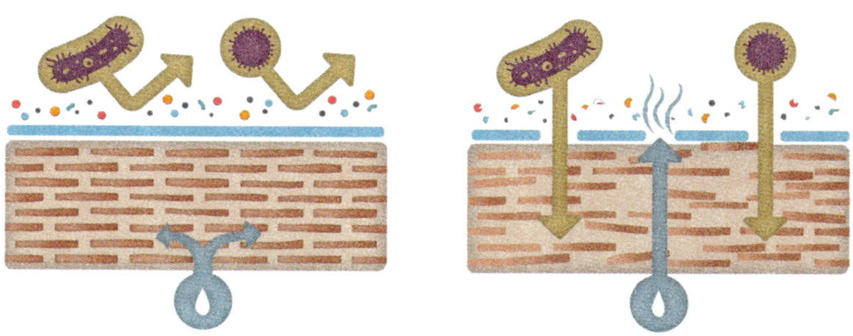

Ist die Hautbarriere intakt, sind die drei Schichten schwer zu überwinden

Feuchtigkeit aus den tieferen Hautschichten entweichen kann, was die Haut trocken und spröde macht und die schützende Barriere immer mehr beeinträchtigt. Es öffnen sich weitere Einfallstore für Keime und Co., die weiter vordringen oder gleich vor Ort Entzündungen und Ekzeme verursachen. Normalerweise schützt sich die Haut ganz gut von allein. Trockene (Heizungs-)Luft, Kälte und zu viel UV-Strahlung können ihr aber genauso zusetzen wie zu wenig Schlaf und Bewegung, eine ungünstige Ernährung und Dauerstress. Von Nikotin und Alkohol im Übermaß ganz zu schweigen. Und natürlich spielt auch die Pflege eine wichtige Rolle. Im Kasten finden Sie Tipps, was der Haut hilft.

DAS HILFT

Unterstützung von außen:

- *nicht zu heiß duschen oder baden – und auch nicht zu oft*
- *beim Duschen milde Reinigungsprodukte verwenden – und nicht immer den ganzen Körper einseifen*
- *mechanische Peelings reduzieren*
- *statt trocken rubbeln nach dem Duschen oder Baden die Haut besser sanft abtupfen*
- *fleißig cremen – vor allem bei trockener Luft, kalten Temperaturen und nach dem Duschen/Baden*
- *auf Pflegeprodukte mit Konservierungs-, Farb- und Duftstoffen verzichten*
- *ausreichend hohen Sonnenschutz verwenden*

Unterstützung von innen:

- *genug trinken*
- *sich so ernähren, dass das Mikrobiom stimmt*
- *Alkohol, Koffein, Zucker und Salz reduzieren*
- *Stress verringern – er kann unter anderem chronische Hautkrankheiten wie Neurodermitis pushen*
- *nicht rauchen*
- *plus: regelmäßig bewegen, um die Durchblutung zu verbessern*

Das mögen die Schleimhäute

Während die Haut uns von außen umhüllt, bilden im Inneren die Schleimhäute eine schützende Schicht. Wenn sie, vor allem im Nasen- und Rachenraum, austrocknen, verlieren sie ihre Schutzfunktion und Schnupfenerreger haben leichtes Spiel. Die hier beschriebenen Maßnahmen beugen trockenen Schleimhäuten vor, lindern Beschwerden und erleichtern das Loswerden der Keime.

INHALIEREN

Inhalieren ist ein bewährtes Hausmittel bei Schnupfen, Husten und verstopften Nasennebenhöhlen, denn heißer Wasserdampf hält die Schleimhäute feucht. Wenn Sie keinen Inhalator zur Hand haben, füllen Sie kochend heißes Wasser in eine Schüssel und halten Ihren Kopf ca. 10 Minuten unter dem Handtuch in den aufsteigenden Dampf. (Vorsicht, nicht verbrühen!) Atmen Sie dabei ruhig und tief ein und aus.

Eine Handvoll Kräuter oder einige Tropfen ätherisches Öl wirken zudem entzündungshemmend und helfen mit, die Nase frei zu machen (siehe Seite 91).

NASENDUSCHE

Nasenduschen mit Salzlösungen gibt es in der Apotheke und im Drogeriemarkt, wobei Sie die Salzlösung auch ganz einfach selbst herstellen können (siehe Seite 84). Die Nasendusche hilft nicht nur bei trockenen Schleimhäuten, sondern auch bei häufigen Nasennebenhöhlenentzündungen, Heuschnupfen und beginnender Erkältung.

Zugegeben: Bei sehr gereizter Schleimhaut kann eine Nasendusche erst einmal schmerzhaft sein. Das legt sich aber in der Regel bei der zweiten oder dritten Anwendung. Die Schleimhäute beruhigen sich und die Atemwege werden wieder frei.

RAUMLUFT BEFEUCHTEN

Trockene Heizungsluft im Winter und Klimaanlagen im Dauerbetrieb im Sommer trocknen die Schleimhäute aus. Um die Luftfeuchtigkeit im Raum zu erhöhren, können Sie ein Schälchen mit Wasser auf die Heizung stellen oder ein feuchtes Tuch über den Heizkörper hängen. Oder Sie stellen einfach die Wäschespinne zum Trocknen im Wohn- oder Schlaf-

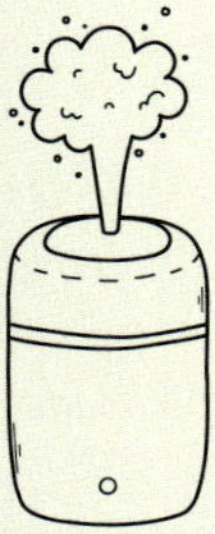

zimmer auf. Mein persönlicher Lieblingsluftbefeuchter: eine große Schüssel heißes Wasser, in das ich noch Kamille, Rosmarin oder Lavendel gebe (ca. 2 Esslöffel Kraut auf 2–4 Liter Wasser). Auch regelmäßiges Stoßlüften bringt's – zum einen, weil feuchte Luft von draußen reinkommt, zum anderen, weil die Frischluft die Zahl der Erreger im Raum reduziert.

VIEL TRINKEN

Ausreichend zu trinken, ist nie verkehrt, aber gerade bei Infekten wichtig – auch weil es die Schleimhäute von Nase, Hals und Rachen vor dem Austrocknen schützt. Viel Wasser oder warmer Tee unterstützen die Sekretbildung und beschleunigen damit die Regeneration der Schleimhäute.

SOLE-FUSSBAD

Auch ein Fußbad fördert über Reflexbögen unseres Nervensystems die Durchblutung der Schleimhäute im Nasen-Rachen-Bereich. Füllen Sie einen Eimer mit etwa 2 Liter warmem Wasser (ca. 35 °C). Rühren Sie 150 Gramm Salz hinein und lösen Sie es im Wasser auf. Einen zweiten Eimer befüllen Sie mit 3–4 Liter heißem Wasser und stellen ihn neben den ersten. Stellen Sie nun beide Füße in den ersten Eimer und erhöhen Sie die Wassertemperatur nach und nach auf 40–41 °C, indem Sie alle 2 Minuten etwas heißes Wasser aus dem zweiten Eimer oder alternativ aus einem Duschschlauch dazugießen. Das Wasser reicht am Schluss bis zur Wadenmitte. Baden Sie Ihre Füße insgesamt 10–15 Minuten in dem zunehmend warmen Wasser, danach trocknen Sie sie gut ab, schlüpfen in dicke Socken und ruhen sich ca. 30 Minuten aus. Oder Sie gehen gleich ins Bett.

HINWEIS

Der Darmschleimhaut kommt im Hinblick auf das Immunsystem eine ganz besondere Rolle zu. Daher habe ich dem Darm ein eigenes Kapitel gewidmet. Dort erfahren Sie alles, was ihm guttut und was seine Widerstandskräfte erhöht (siehe ab Seite 134).

Tipp

Werden Sie am besten gleich bei den ersten Anzeichen eines Schnupfens oder einer Erkältung aktiv. Damit können Sie den Verlauf positiv beeinflussen.

Unkompliziert: Wasseranwendungen

Unsere Haut bildet nicht nur eine wichtige Schutzbarriere gegen Krankheitserreger. Als unser größtes Organ eignet sie sich auch ideal dazu, Reize zu setzen, die das Immunsystem pushen und die Selbstheilungskräfte stärken.

Die einfachste Art, so einen Reiz zu setzen, sind Anwendungen mit kaltem, temperiertem, warmem oder wechselwarmem Wasser – wobei immer das Grundprinzip gilt: so warm oder heiß und lange wie nötig, so kühl oder kalt wie möglich.

Richtig ausgeführt helfen Wasseranwendungen nicht nur, den Stoffwechsel, den Wärmehaushalt, den Kreislauf, die Atmung und andere Grundfunktionen des Körpers zu stabilisieren. Sie beeinflussen auch das Immun-, Nerven- und Hormonsystem. So fördern zum Beispiel regelmäßige Kaltanwendungen und Wechsel(teil)bäder die Bildung von T-Zellen sowie das immunologische Gedächtnis. Daneben nimmt die Ausschüttung des Stresshormons Cortisol ab, weil die Temperaturreize auch auf die Steuerzentren im Gehirn wirken – gut so, denn Stress schadet dem Immunsystem sehr. Warme Bäder wiederum wirken beruhigend und entspannend.

Je nachdem, wie stark der Reiz ausfallen soll, bieten sich verschiedene Anwendungen an:

- *milde Reize: Waschungen, Teilgüsse, Teilbäder*
- *mittelstarke Reize: Güsse, Sitzbäder, Halbbäder*
- *starke Reize: Überwärmungsbäder, Vollbäder, wechselwarme Bäder, Blitzgüsse*

BÄDER, WASCHUNGEN UND GÜSSE

Diese drei Anwendungen sind für den Hausgebrauch besonders gut geeignet. Sie brauchen dafür nämlich nur Waschbecken, Wanne oder Dusche, eventuell eine Schüssel und Tücher – und natürlich Wasser.

Bäder

Hier macht neben der Temperatur auch der Wasserdruck die Wirkung aus (vor allem beim Vollbad). Und die Dauer spielt ebenfalls eine Rolle: Bei kalten, temperierten und kühlen Bädern reichen oft schon wenige Sekunden bis Minuten, während man warmes Wasser ruhig länger genießen darf. Aber Achtung: Zu langes Baden belastet nicht nur den Kreislauf, sondern trocknet auch die Haut aus und schwächt so ihre Barrierefunktion. 20 Minuten sind genug. Bei warmen Bädern lässt sich die Wirkung durch Badezusätze in Form von Kräutern, Salz, oder ätherischen Ölen noch verstärken. Zum Beispiel lindern Latschenkiefer und Eukalyptus Erkältungsbeschwerden. Melisse und Lavendel fördern die Entspannung.

Kleines Wasser-Einmaleins

- *Vor der Kaltwasseranwendung den Körper unbedingt aufwärmen, zum Beispiel durch Bewegung oder unter der warmen Bettdecke. Wem bei der Kaltwasseranwendung nicht warm wird, weicht besser auf Wechselanwendungen aus. Um nicht zu frieren, entkleiden Sie zudem nur die Körperteile, die behandelt werden sollen.*
- *Nach der Anwendung ist vor der Anwendung. Heißt: Auch nach der Kaltwasserprozedur sollen Sie nicht frieren, sondern sich innerhalb der nächsten Viertelstunde wieder aufwärmen. Also schön warm anziehen oder einfach ab ins Bett oder mit einer warmen Decke aufs Sofa.*
- *Beginnen Sie Waschungen und Güsse stets auf der rechten, also dem Herz abgewandten Körperseite. Gehen Sie außerdem von außen nach innen und von unten nach oben vor.*
- *Sie verstärken die Wirkung, wenn Sie das kalte Wasser nicht mit einem Handtuch abtupfen, sondern nur mit den Händen abstreifen.*
- *Nach Anwendungen, die nicht mit einem kalten Guss abgeschlossen werden, nicht gleich aktiv werden, sondern erst einmal 30–60 Minuten ruhen. Das gilt besonders für Bäder.*
- *Aufs Timing achten: Halten Sie zwischen zwei Anwendungen mindestens eine Pause von 2–4 Stunden ein. Und 1 Stunde vor und nach den Mahlzeiten sind Wasseranwendungen tabu.*
- *Zigaretten, Alkohol, Kaffee und schwarzer Tee machen die positive Wirkung der Anwendung im Nu zunichte, weil sie die Reaktionsfähigkeit der kleinen Blutgefäße stark beeinträchtigen. Direkt vor und nach einer Wasseranwendung also bitte darauf verzichten.*

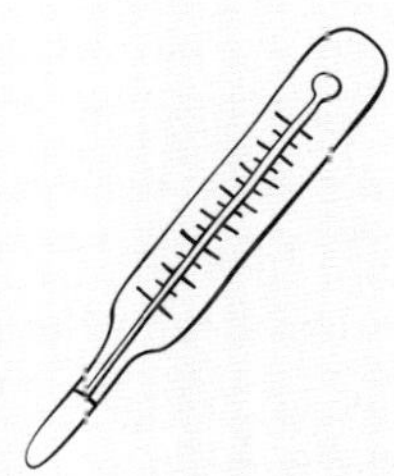

Wassertemperatur:
- *kalte Bäder: 0–18 °C*
- *temperierte Bäder: 19–23 °C*
- *kühle Bäder: 23–32 °C*
- *warme Bäder: 36–38 °C*
- *heiße Bäder: 39–41 °C*

Badedauer:
- *warme Voll- und Teilbäder: 5–20 Minuten*
- *temperaturansteigende Bäder: 12–20 Minuten*
- *Wechselbäder: 5–10 Minuten warm, 10 Sekunden kalt, zweimal wiederholen und kalt enden*

Waschungen

Wird das Wasser nur wie ein dünner Film aufgetragen – auf dem ganzen Körper oder auf bestimmten Bereichen –, ist der Reiz besonders mild. Daher sind Waschungen vor allem für Kinder und ältere Menschen gut geeignet. Ein Tuch wird auf Handtellergröße gefaltet und in eine Schüssel mit kaltem oder warmem Wasser getaucht – je nach gewünschter Wirkung: Warme Waschungen sind beruhigend, kalte anregend, wobei der Zusatz von ätherischen Ölen oder Kräutern wie beim Bad unterstützen kann. Um einen Kälteschock zu vermeiden, sollte das Wasser bei Fieber und Kälteempfindlichkeit jedoch nie wirklich kalt, sondern mindestens temperiert sein (18–22 °C). Gerade bei Kranken und Alten kann schon 1–2 °C unter der Körpertemperatur für »kühl« schon ausreichen.

Nachdem das Tuch ausgedrückt wurde, wird die Haut zügig gewaschen. Insgesamt brauchen Sie für eine Ganzkörperwaschung ca. 2 Minuten, Teilwaschungen sind entsprechend kürzer. Wichtig: Achten Sie auf eine warme Raumtemperatur und entkleiden Sie nur die Stellen des Körpers, die gewaschen werden sollen. Die Waschungen können im Bett vorgenommen werden oder am Waschbecken. Danach nicht abtrocknen und warm anziehen.

Geeignet zur: Abhärtung des Körpers, Stärkung nach Erkrankungen

Güsse

Auch hier kann die Wassertemperatur niedrig und hoch sein oder auch wechseln, wobei wieder das Prinzip gilt: so viel Wärme wie nötig, so viel Kälte wie möglich. Gerade kalte Güsse sind nämlich ein äußerst intensiver Reiz für den Körper und stärken so die Abwehrkräfte. Es genügt deswegen auch völlig, sich auf einzelne Körperbereiche zu beschränken. Sie müssen sich nicht komplett unter die kalte Dusche stellen.

Wichtig ist außerdem, den Duschkopf auf »weich« zu stellen oder gleich ganz abzuschrauben, sodass das Wasser mit möglichst geringem Druck auf die Haut trifft. Der Reiz erfolgt beim Guss allein über die Temperatur, nicht über den Wasserdruck.

Geeignet bei: Schlappheit und zur Vorbeugung von Infekten

WICKEL, AUFLAGEN UND KOMPRESSEN

Im weiteren Sinne zu den Wasserbehandlungen gehören auch Wickel sowie Auflagen und Kompressen. Am wohl bekanntesten sind Wadenwickel bei Fieber.

Wickel

Für diese Anwendung wird ein Körperteil mit einem nassen und zwei trockenen Tüchern komplett umwickelt. Zunächst wird ein nasses Leinen- oder Baumwolltuch umgelegt. Anschließend wird um dieses ein etwas größeres trockenes Tuch aus demselben Material gewickelt. Um diese beiden sogenannten Innentücher kommt dann noch ein Außentuch. Dafür empfiehlt sich bei warmen Wickeln als Material Wolle (Decke, Schal), bei kalten Wickeln Frottee (Handtuch).
Geeignet bei: Fieber, Erschöpfung

Auflagen und Kompressen

Im Gegensatz zum Wickel wird das zu behandelnde Körperteil bei einer Auflage sowie ihrer kleineren Variante, der Kompresse, nicht umwickelt, sondern lediglich bedeckt. Zudem kommt statt reinem Wasser ein Kräuteraufguss oder -sud zum Einsatz, dessen Wirkstoffe über die Haut oder die Nase aufgenommen werden. Den Aufguss oder Sud können Sie gleich in größerer Menge herstellen und im Kühlschrank bis zu zwei Tage aufbewahren. Für warme Auflagen werden sie bei Bedarf einfach aufgewärmt.
Und wie geht's genau? Erst einmal wird ein Leinen- oder Baumwolltuch (je nach Größe mehrmals gefaltet, sodass es die Stelle noch gut bedeckt) in die Flüssigkeit getaucht, dann leicht ausgedrückt und aufgelegt. Danach wird die Auflage mit einem zweiten Tuch oder einem Schal fixiert. Kalte Kompressen werden erneuert, sobald sie warm geworden sind. Heiße, wenn sie abkühlen.
Geeignet bei: Herzrasen, Leberschwäche, Nierenschwäche u. v. m. (lokaler Reiz)

Dos & Don'ts

- *Wickel und Auflagen im Liegen anlegen – und auch nach der Anwendung noch mindestens 30 Minuten ruhen*
- *Für alle Anwendungen nur natürliche, atmungsaktive Stoffe verwenden, um einen Hitzestau zu vermeiden*
- *Kalte Anwendungen nur auf warmen Körperteilen/-partien einsetzen; nicht anwenden, wenn Sie frieren oder Schüttelfrost haben*
- *Bei akuten Entzündungen, zum Beispiel akut schmerzenden Gelenken, keine warmen oder wärmestauenden Wickel umlegen*
- *Wickel und Auflagen entfernen, wenn sie Ihnen unangenehm sind*

Vitamine und Co.

Wer häufig angeschlagen ist und bei jeder Schnupfenwelle »mitschwimmt«, versorgt seinen Körper oft nicht mit allen nötigen Nährstoffen fürs Immunsystem. Denn damit abwehrmäßig alles rundläuft, sind ein paar Vitamine und Mineralstoffe unverzichtbar. Extrapräparate sind meist nicht nötig, eine ausgewogen Ernährung mit viel Gemüse und Obst deckt den Bedarf normalerweise. Im Zweifel hilft eine Kur über drei Wochen mit Shots oder Smoothies Ihrer Wahl, um alle Speicher aufzufüllen. Hier sind die Top 7 der wichtigen Vitamine und Mineralstoffe.[28]

01 VITAMIN C

Weil es so wichtig ist für das Immunsystem, zeigt sich eine ungenügende Zufuhr an Vitamin C in einer erhöhten Infektanfälligkeit und schlechter Wundheilung.

Wie viel braucht's?

110 Milligramm pro Tag für Männer, 95 Milligramm für Frauen. Schwangere und Stillende brauchen 105 bzw. 125 Milligramm, Raucher sogar noch mehr.

Hier steckt's drin:

Natürlich in Zitrusfrüchten, aber noch viel mehr findet sich in Johannis- und Holunderbeeren, Hagebutten und Sanddorn. Beim Gemüse punkten Paprika, Brokkoli, (Rot-) Kohl, Fenchel, Kohlrabi und (Wild-)Kräuter wie Petersilie, Brennnesseln und Bärlauch.

Mein Tipp

Lebensmittel möglichst roh verzehren oder nur kurz erhitzen, weil Vitamin C hitzeempfindlich ist. Kohl muss immer erhitzt werden.

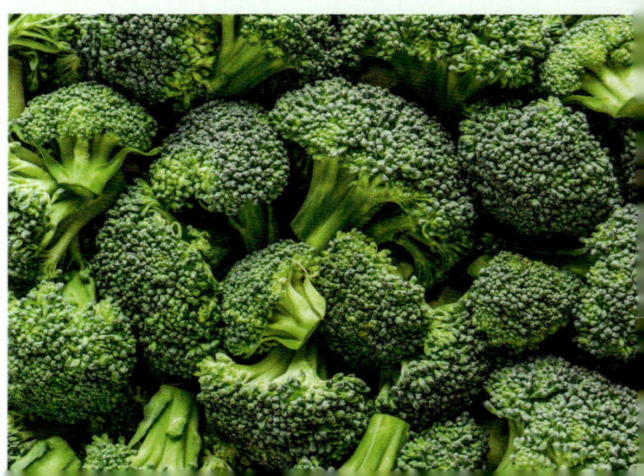

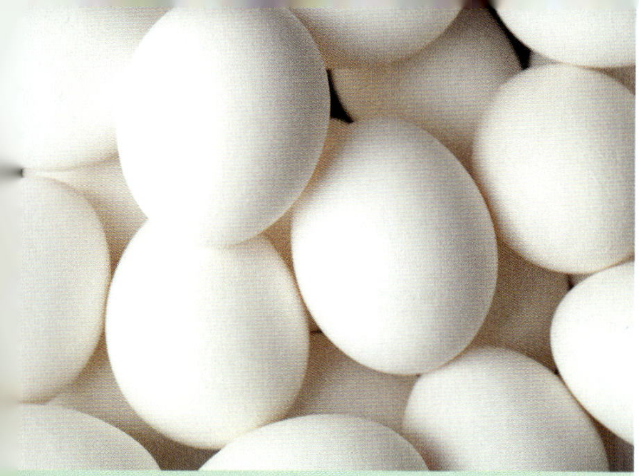

02 VITAMIN D

Das »Sonnenvitamin« ist an vielen Stoffwechselvorgängen beteiligt und beeinflusst auch das Immunsystem, etwa indem es Makrophagen stimuliert oder die Zahl der T-Helferzellen erhöht.

Wie viel braucht's?

Vitamin D ist das einzige Vitamin, das unser Körper selbst bilden kann. Aber dazu braucht er UV-Strahlung auf der Haut. Gehen Sie daher gerade an sonnigen Tagen jeweils 10–30 Minuten ins Freie.

Hier steckt's drin:

Fetter Fisch, Eigelb, Wildpilze, Leinsamen, Avocado, Käse, Nüsse und Samen, Leinöl sind gute Quellen für Vitamin D.

Mein Tipp

Lassen Sie bei Verdacht auf eine Unterversorgung Ihren Vitamin-D-Status checken. Bei Bedarf nehmen Sie ausnahmsweise ganz gezielt ein Ergänzungspräparat (Tabletten oder Vitamin-D-angereichertes Öl).

03 VITAMIN E

Vitamin E unterstützt die Bildung von Antikörpern und aktiviert die T-Helferzellen, die von den weißen Blutkörperchen gebildet werden.

Wie viel braucht's?

12–15 Milligramm-Äquivalent für Männer, 11–12 für Frauen. Schwangere und Stillende haben einen höheren Bedarf (13 bzw. 17 Milligramm-Äquivalent).

Hier steckt's drin:

Ausschließlich in Pflanzen. Gute Quellen sind Nüsse und Samen (zum Beispiel Leinsamen, Haselnüsse und Mandeln) und daraus hergestellte Öle, außerdem grünes Blattgemüse, Kichererbsen, Süßkartoffeln und Paprika.

Mein Tipp

Vitamin E gehört zu den fettlöslichen Vitaminen. Am meisten enthalten gute Öle aus Weizenkeimen, Raps oder Sonnenblumen.

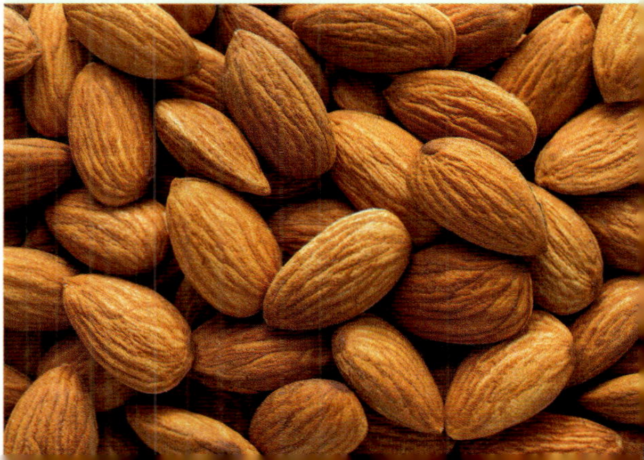

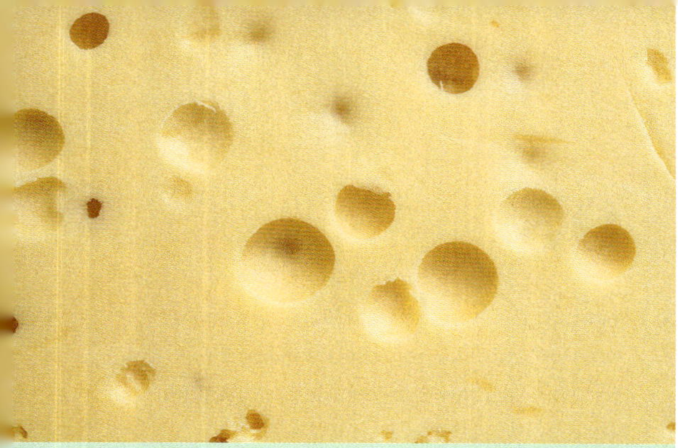

04 ZINK

Zink wirkt als Antioxidans gegen freie Radikale, unterstützt die Antikörperbildung und stimuliert die Fresszellen. Zu wenig davon kann die Infektanfälligkeit erhöhen und unter anderem zu Hautekzemen und Wundheilungsstörungen führen.

Wie viel braucht's?

Durchschnittlich 14 Milligramm für Männer, 8 für Frauen. Schwangere im 1. Trimester brauchen 9 Milligramm, im 2. und 3. Trimester 11 Milligramm, Stillende 13 Milligramm.

Hier steckt's drin:

Zink ist enthalten in Rindfleisch, Fisch, Eiern, Milch, Hafer, Hülsenfrüchten und Vollkornprodukten, wobei der Körper Zink aus tierischen Quellen besser aufnimmt.

Mein Tipp

Phytate in Vollkorngetreide und Hülsenfrüchten erschweren die Aufnahme. Hülsenfrüchte deswegen einweichen oder auch keimen lassen und bei Vollkornbrot auf Sauerteigbrote zurückgreifen.

05 SELEN

Selen unterstützt das Immunsystem, indem es den »Appetit« der Fresszellen steigert. Außerdem hilft es bei der Bekämpfung von freien Radikalen und schützt so vor oxidativem Stress. Zu wenig davon behindert die Bildung von Antikörpern und T-Zellen, wodurch die Infektanfälligkeit steigt.

Wie viel braucht's?

70 Mikrogramm pro Tag für Männer, 60 Mikrogramm für Frauen. Stillende brauchen 75 Mikrogramm.

Hier steckt's drin:

Rind- und Hähnchenfleisch, Fisch, Vollkornprodukte und Eier sind selenhaltig. (Rot-)Kohl, Zwiebelgemüse, Pilze, Spargel und Hülsenfrüchte je nach Selengehalt der Böden.

Mein Tipp

Am meisten Selen steckt in Paranüssen, leider auch viel radioaktives Radium. Deshalb nur ab und zu maximal zwei Stück am Tag essen. Besser: Sesam, Kürbiskerne, Pistazien.

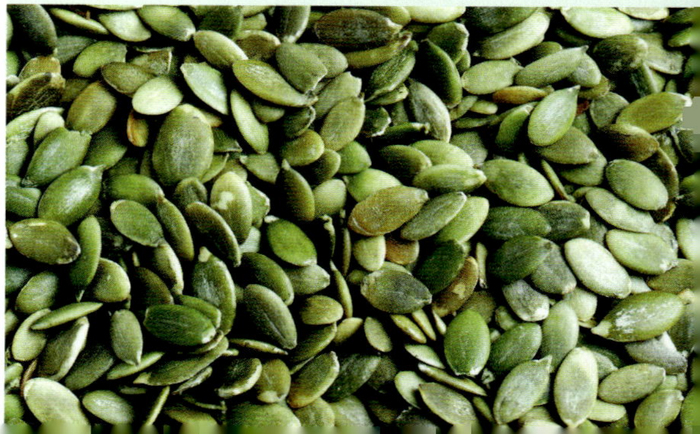

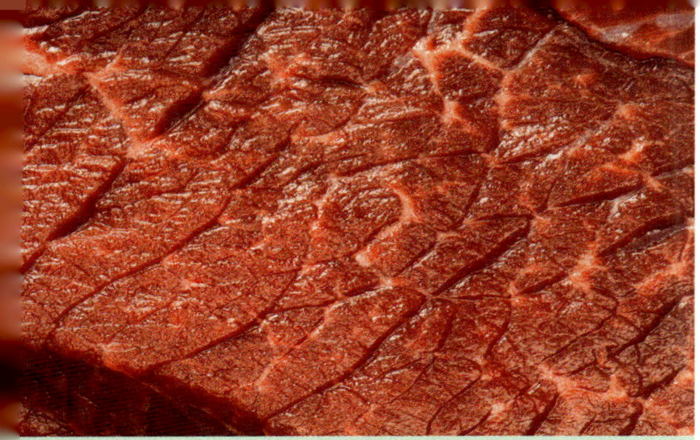

06 EISEN

Eisen heizt wie Selen die Makrophagen an, was sie schneller und beweglicher macht. Ein Mangel reduziert nicht nur die roten Blutkörperchen, sondern auch bestimmte Immunzellen der angeborenen Abwehr.[29]

Wie viel braucht's?

11 Milligramm pro Tag für Männer, 14–16 Milligramm für Frauen. Schwangere und Stillende brauchen 27 bzw. 16 Milligramm.

Hier steckt's drin:

Fleisch und Wurstwaren, Vollkornprodukte, Hülsenfrüchte, Hirse, Fenchel, Möhren, Spinat und Nüsse sind gute Eisenlieferanten. Tierisches Eisen wird besser verwertet. Für Vollkorngetreide und Hülsenfrüchte gilt wie bei Zink: einweichen, keimen und Sauerteigbrot bevorzugen.

Mein Tipp

Trinken Sie zu eisenhaltige Lebensmitteln einen Schluck Orangen- oder Apfelsaft. Oder essen Sie Gemüse oder Obst dazu. Das Vitamin C darin verbessert die Aufnahme im Körper.

07 OMEGA-3-FETTSÄUREN

Die mehrfach ungesättigten Fettsäuren stärken die Immunabwehr und lassen Entzündungen abklingen.

Wie viel braucht's?

Männer und Frauen sollten beispielsweise 0,5 Prozent ihres täglichen Energiebedarfs mit Alpha-Linolensäure (ALA), der pflanzlichen Variante der Omega-3-Fettsäuren decken.

Hier steckt's drin:

Eine sehr gute Quelle ist fetter Seefisch – kleine Schwarmfische (Sardine, Hering) sind weniger mit Schwermetallen belastet als große Räuber (Lachs, Thunfisch). Pflanzliche Quellen sind Lein-, Walnuss-, Raps- und Hanföl, Leinsamen, Walnüsse und Hanfsamen. Sie sind aus ökologischen Gründen meine persönlichen Favoriten.

Mein Tipp

Die Öle mit Ausnahme von Rapsöl nur für die kalte Küche verwenden, weil die Fettsäuren extrem hitzeempfindlich sind.

Schnelle Hilfe bei Infekten

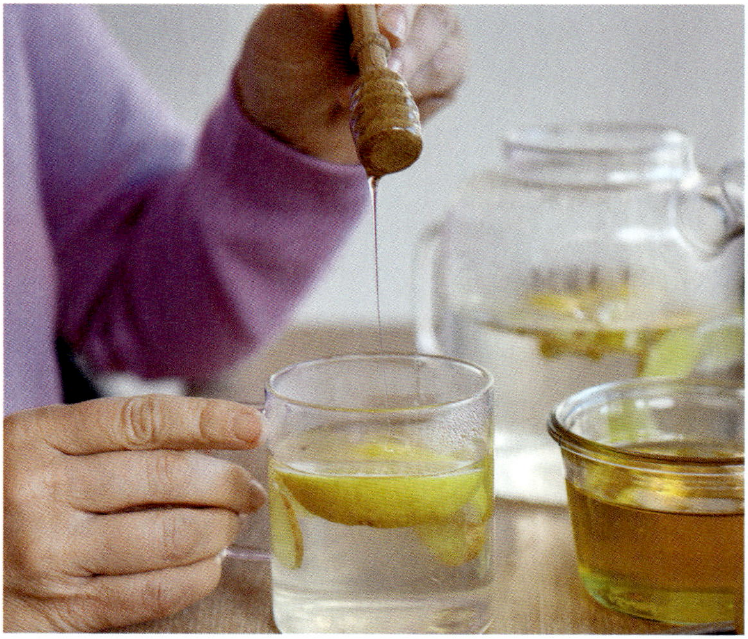

Zu leicht gekleidet im Schnee herumzulaufen oder bei kühlen Temperaturen mit nassen Haaren aus dem Haus zu gehen, davon ist noch niemand krank geworden. Um krank zu werden, braucht es auf jeden Fall den Kontakt mit Viren. Allerdings kann Kälte das Risiko, sich zu erkälten, erhöhen. Denn um keine Körperwärme

zu verlieren, verengen sich die Blutgefäße in der Haut. Dadurch werden automatisch auch die Schleimhäute weniger durchblutet und das schwächt die Abwehrkräfte, weil weniger weiße Blutkörperchen und andere Abwehrstoffe in den Nasen- und Rachenraum gelangen. Zudem reduziert sich aufgrund der schlechten Durchblutung die Schleimbildung, sodass auch die Barrierefunktion abnimmt. So haben Viren leichteres Spiel.
Wer deswegen sofort zu Medikamenten greift, bringt seinen Organismus allerdings um die Chance, sich selbst zu helfen. Dabei gibt es doch (fast) immer etwas Natürliches. Oft sind das sogar ganz einfache Mittel, in denen verborgene Heilkräfte stecken. Viele davon haben Sie bestimmt im Küchenregal stehen, so wie Honig zum Beispiel. Andere wachsen vielleicht schon in einem Töpfchen auf Ihrer Fensterbank oder auf dem Balkon. Thymian etwa, Salbei oder Lavendel. Und im Obstkorb liegt sicher noch eine Zitrone. Das ist praktisch, denn wenn wir uns schlecht fühlen, müssen wir nicht unbedingt zur Apotheke laufen, um uns mit Arzneimitteln einzudecken. Wir wollen uns sowieso viel lieber mit einer Tasse Tee aufs Sofa legen.
Das ist ein wichtiges Stichwort: Sich eine Auszeit nehmen, dem Körper Ruhe gönnen – das ist jetzt besonders wichtig. Je mehr Sie sich schonen, desto mehr Energie bleibt für Ihren inneren Arzt.

Gut gewappnet

In diesem Kapitel finden Sie viele wirksame naturheilkundlichen Methoden zur Selbstbehandlung bei Infekten wie Erkältungskrankheiten, Entzündungen der Harnwege oder Hautproblemen aufgrund einer geschädigten Barrierefunktion. Ich stelle Ihnen dabei immer gleich mehrere Möglichkeiten vor. Schließlich ist jeder Körper und jede Person verschieden. Der eine hat diese Vorliebe, die andere jene. Die eine hat mehr Zeit, der andere etwas weniger. Probieren Sie aus, was zu Ihnen passt. Was ihnen leichtfällt. Was gut in Ihren Alltag passt. Was Ihnen schmeckt.
Bitte halten Sie sich bei den Rezepten und Anwendungen an die Beschreibungen, normalerweise sollte dann recht schnell eine Besserung auftreten. Wenn das nach drei Tagen nicht der Fall ist und erst recht, wenn sich die Symptome verschlechtern, sollten Sie einen Arzt konsultieren. Dasselbe gilt, wenn Sie wegen einer Krankheit bereits Medikamente einnehmen. Das heißt nicht, dass Sie deswegen gar nichts mehr selbst machen können. Viele der Rezepte und Anwendungen in diesem Buch sind auch als unterstützende Maßnahmen zu schulmedizinischen Behandlungen überaus hilfreich, etwa weil sich damit die Dosis von Arzneimitteln verringern lässt. Aber nur in Absprache mit dem Arzt oder der Ärztin.

Erkältung

Da sie durch unterschiedliche Viren übertragen werden können, gehören Erkältungskrankheiten zu den häufigsten Infekten. Dazu kommt, dass zu jeder Jahreszeit irgendein anderer Erreger gerade besonders aktiv ist, sodass quasi nie eine Art Schonzeit besteht. Trotzdem: Im Frühling und Herbst ist die Gefahr sich anzustecken, besonders hoch. Nicht unbedingt wegen des nasskalten Schmuddelwetters, sondern weil dann Rhinoviren ihre Hochzeit haben. Sie gelten als die unter Menschen am stärksten verbreiteten Viren und damit auch als die häufigsten Auslöser für Erkältungen. Mindestens die Hälfte aller Infektionen der oberen Atemwege gehen auf ihre Kappe.[30] Zuerst fängt meistens der Hals an zu kratzen und man muss häufig niesen. Ständig fröstelt es einen, man fühlt sich matt und oft kommen Kopf- und Gliederschmerzen dazu. Aus der Nase läuft wässriges, klares Sekret, das im Lauf der Krankheit dicker und gelb-grünlich wird. Wandern die Keime tiefer, kommen Halsweh (siehe Seite 98) und Husten (Seite 108) dazu, womöglich auch Fieber (Seite 116).

RED FLAG

Wenn die Erkältung nach 10–14 Tagen nicht abklingt oder das Fieber länger als zwei bis drei Tage über 39 °C steigt. In diesem Fall ist es möglich, dass Bakterien im Spiel sind, die zu schwerwiegenden Entzündungen führen können und den Einsatz von Antibiotika erfordern.

STECKBRIEF ERKÄLTUNG

Erreger: Viren
Übertragung: Schmier- und Tröpfcheninfektion
Symptome: Halskratzen/-schmerzen, Schnupfen, (leichter) Husten, Abgeschlagenheit, leichte Kopf- und Gliederschmerzen, Frösteln, eventuell leichtes Fieber; Symptome zeigen sich 2–8 Tage nach der Ansteckung
Dauer: bis zu 2 Wochen, Besserung in der Regel nach 4–10 Tagen; besonders ansteckend: in den beiden ersten Tagen nach Auftreten der Symptome
Mögliche Komplikationen: Mittelohrentzündung (siehe Seite 92), Nasennebenhöhlenentzündung (siehe Seite 88 f.)

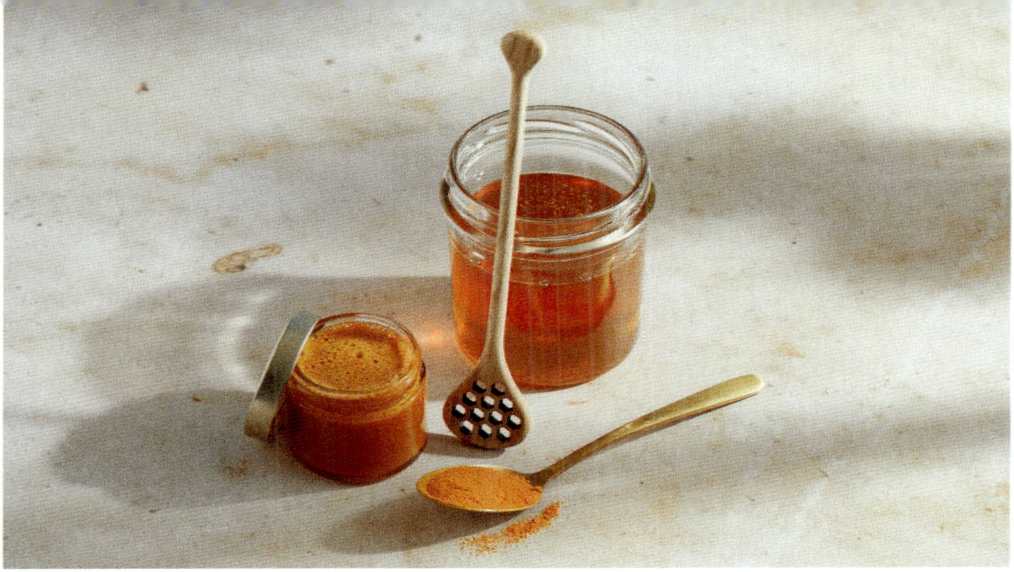

KURKUMAHONIG

Honig und Kurkuma lindern die Symptome einer Erkältung und beschleunigen dank ihrer antiviralen, antibakteriellen und entzündungshemmenden Inhaltsstoffe die Heilung. Wirkt auch vorbeugend.

Für 100 g • 3 Min. Zubereitung

100 g Imker- oder Bio-Honig • 1 EL Kurkumapulver (15 g)
Außerdem: Löffel, kleines Schraubglas

1. Honig und Kurkuma gründlich verrühren. Die Mischung in ein sauberes Schraubglas füllen und bei Zimmertemperatur aufbewahren.

Anwendung ½ TL Kurkumahonig am ersten Tag stündlich, an den Folgetagen alle 2 Std. einnehmen; so lange, bis die Beschwerden abklingen.

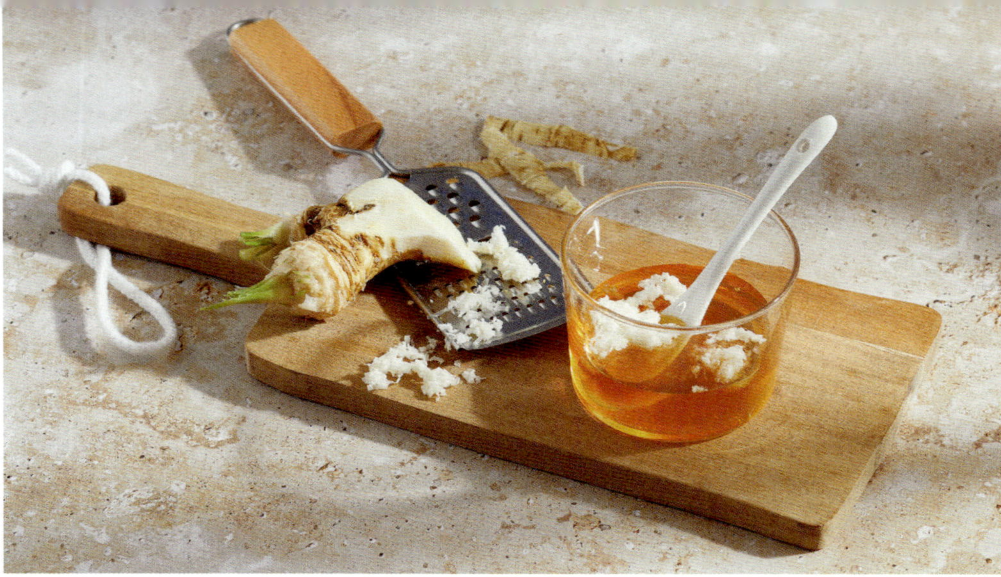

MEERRETTICHHONIG

Die Senföle in der scharfen Wurzel wirken entzündungslindernd und beugen Erkältungen vor. Starten Sie deswegen am besten gleich beim ersten Anzeichen einer Infektion mit der täglichen Einnahme.

Für 100 g • 5 Min. Zubereitung

---

50 g frischer Meerrettich • 50 g Honig
Außerdem: Sparschäler, Reibe, Löffel, kleines Schraubglas

---

1. Den Meerrettich schrubben, dann schälen und die Wurzel anschließend fein reiben.
2. In einem Schraubglas mit dem Honig verrühren.
3. Die Mischung mehrere Stunden durchziehen lassen, damit sich die Wirkstoffe entfalten.

Anwendung 3-mal täglich je 1 EL der Mischung einnehmen.

Mein Tipp Bereiten Sie immer nur die angegebene Menge zu, denn die Wirkstoffe verflüchtigen sich relativ schnell. Heben Sie den Meerrettichhonig deswegen auch im verschlossenen Glas im Kühlschrank auf.

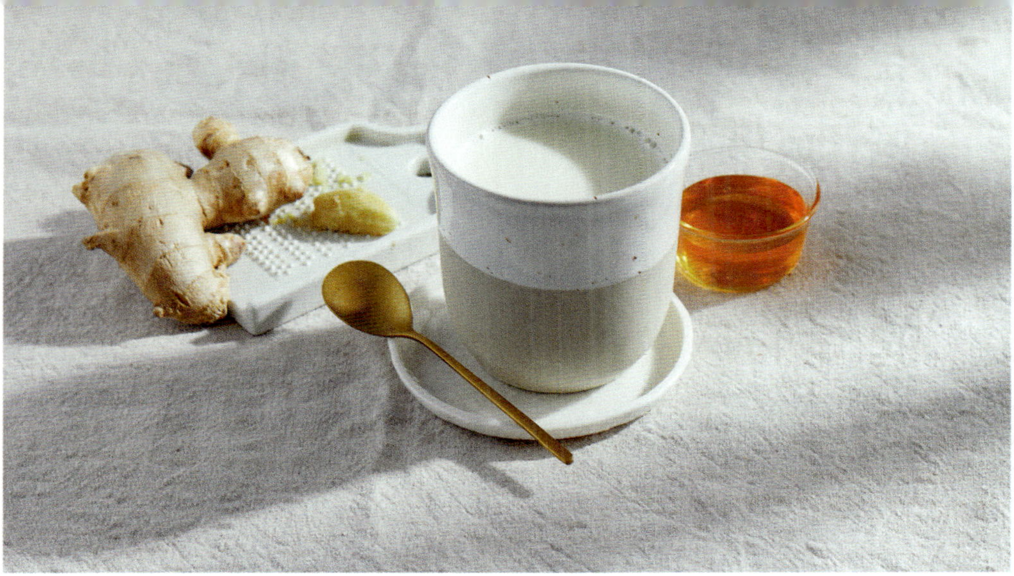

INGWERMILCH

Die Ingwermilch schafft Erleichterung bei den typischen Symptomen einer Erkältung.

Für 1 Tasse • 10 Min. Zubereitung

200 ml Milch (auch Hafer- oder Mandelmilch) •
1 daumengroßes Stück Ingwer • Honig nach Belieben
Außerdem: kleiner Topf, feine Reibe, Sieb

1. Die Milch in einen kleinen Topf geben. Mit einem Teelöffel die Schale vom Ingwer schaben und die Wurzel dann in die Milch reiben.

2. Den Topf auf den Herd stellen, die Milch erhitzen und etwa 5 Min. knapp unter dem Siedepunkt sanft wallen lassen.

3. Abseihen und nach Belieben mit etwas Honig süßen.

Anwendung Mehrmals täglich 1 Tasse trinken, bis die Beschwerden abklingen; am besten morgens 3 Tassen vorbereiten und in einer Thermoskanne warm halten.

Achtung Nicht bei Fieber geeignet, da Ingwer erwärmend wirkt.

Erkältungstees

Eine heiße Tasse Tee ist bei Erkältung oft die beste Medizin – erst recht, wenn darin so tolle Wirkstoffe enthalten sind wie bei meinen vier Lieblingsrezepten.

INGWERTEE MIT ZITRONE UND KURKUMA

Der Ingwertee wirkt (vorbeugend) gegen grippale Infekte und lindert verlässlich Erkältungsbeschwerden.

So geht's

3–4 dünne Scheiben geschälten Ingwer in eine Tasse geben und mit 150 Milliliter kochendem Wasser übergießen. Zugedeckt ca. 10 Minuten ziehen lassen. Den Saft von einer Zitrone, ½ Teelöffel Kurkuma und 1 Prise Pfeffer unterrühren. Nach Belieben mit etwas Honig süßen.

Anwendung

Täglich 2–3 Tassen trinken, bis die Beschwerden abklingen.

KÜCHENKRÄUTERTEE

Heilkraft hoch drei bietet dieser leckere Tee!

So geht's

Je 1 Teelöffel getrockneten Rosmarin, Thymian und Salbei (ersatzweise je 1 EL frisches Kraut) in einer Tasse gut vermischen. Mit 150 Milliliter kochendem Wasser übergießen. Den Tee abgedeckt ca. 10 Minuten ziehen lassen, dann abseihen.

Anwendung

Täglich bis zu 3 Tassen von diesem Tee trinken, bis sich die Beschwerden bessern. Aber: Bitte am Abend einen anderen Tee wählen, denn Rosmarin wirkt belebend und verhindert die Nachtruhe.

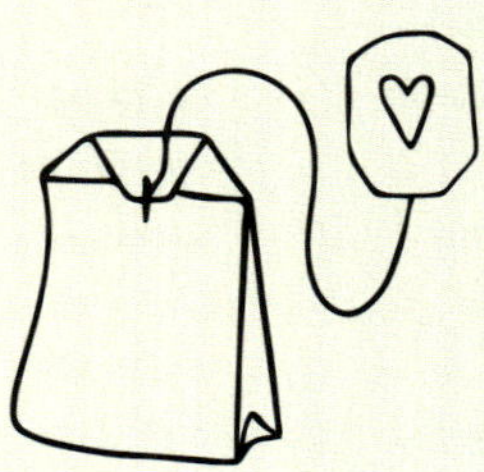

ZWIEBELTEE

Der Zwiebeltee wirkt schleimlösend und desinfizierend.

So geht's

1 Zwiebel schälen, in Scheiben schneiden und zusammen mit 500 Milliliter Wasser in einen Topf geben. Das Ganze aufkochen und ca. 5 Minuten köcheln lassen.

Die Flüssigkeit abseihen und den Tee abkühlen lassen. Nach Belieben mit etwas Honig süßen und in eine Thermosflasche füllen.

Anwendung

Über den Tag verteilt in drei Portionen in kleinen Schlucken trinken, bis die Beschwerden abklingen.

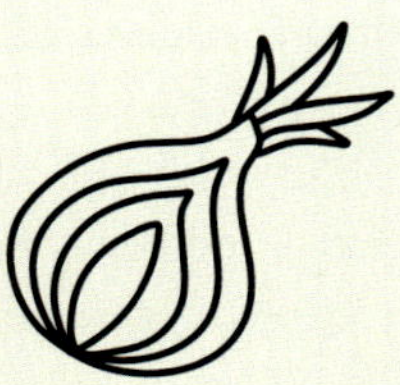

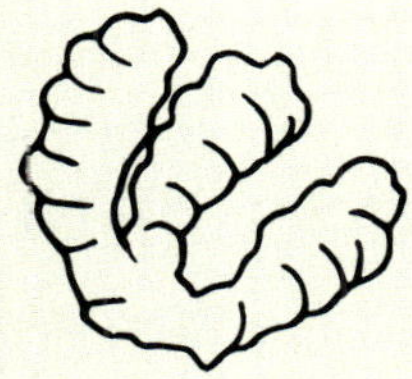

KNOBLAUCH-INGWER-TEE

Der Knoblauch-Ingwer-Tee wärmt gut durch und wirkt entzündungs- und keimhemmend.

So geht's

1 Knoblauchzehe und 1 daumengroßes Stück Ingwer schälen und in feine Würfel schneiden. In einem kleinen Topf 500 Milliliter Wasser aufkochen, Knoblauch und Ingwer dazugeben und das Ganze ca. 10 Minuten köcheln lassen. Den Topf vom Herd nehmen und die Mischung auf ca. 40 °C abkühlen lassen. Abseihen, 1 Esslöffel frisch gepressten Zitronensaft und 1 Esslöffel Honig unterrühren.

Anwendung

Mehrmals täglich 1 Tasse in kleinen Schlucken trinken, bis zum Abklingen der Beschwerden.

Tipp

Setzen Sie gleich die zwei- oder dreifache Menge Knoblauch-Ingwer-Tee an und halten Sie ihn nach dem Abkühlen und Abseihen in einer Thermoskanne warm. Zitronensaft und Honig kommen dann für jede Portion frisch dazu.

OMAS HÜHNERBRÜHE

Eine Schüssel heiße Hühnerbrühe ist DIE ideale Speise bei Erkältungen. Sie schenkt Kraft, fördert die Schleimproduktion und ist noch dazu reich an Zink – das Spurenelement kann nachweislich die Dauer von Erkältungskrankheiten verkürzen.

Für ca. 750 ml • 15 Min. Zubereitung • 30 Min. Garen

---

1 Knoblauchknolle (ca. 15 Zehen)
1 Petersilienwurzel
5 Stängel Petersilie
6 Stängel Koriander
1–2 Stängel Minze
1–2 Stängel Basilikum
800 ml Hühnerbrühe (selbst gekocht oder aus dem Glas)
1 TL Zitronenpfeffer
1 TL Currypulver

---

1. Die Knoblauchzehen ablösen und schälen. Die Petersilienwurzel putzen, waschen und in Würfel schneiden. Die Kräuter abbrausen, kurz trocken schütteln und mitsamt den Stielen hacken.
2. Alles in einen Topf geben. Die Hühnerbrühe und die Gewürze zufügen. Zum Kochen bringen, dann die Hitze reduzieren und die Brühe ca. 30 Min. leise köcheln lassen.
3. Vor dem Servieren die Brühe nach Wunsch durch ein Sieb abseihen (Gemüse und Kräuter können aber auch drinbleiben). Alternativ für eine cremige Konsistenz das weich gekochte Gemüse und die Kräuter mit dem Stabmixer in der Brühe pürieren.

Anwendung Als Mahlzeit zur Stärkung oder als »Medizin« 3- bis 4-mal am Tag vor dem Essen jeweils eine kleine Portion (100–150 ml) löffeln, bis die Erkältung abklingt.

Tipp

Inhalieren Sie beim Kochen immer mal wieder die Dämpfe der Suppe. Wer es gern scharf mag, kann ordentlich Chili dazutun, das regt die Schleimhäute an. Und bevor Sie loslöffeln, geben Sie noch eine Messerspitze entzündungshemmende Kurkuma ins Schälchen.

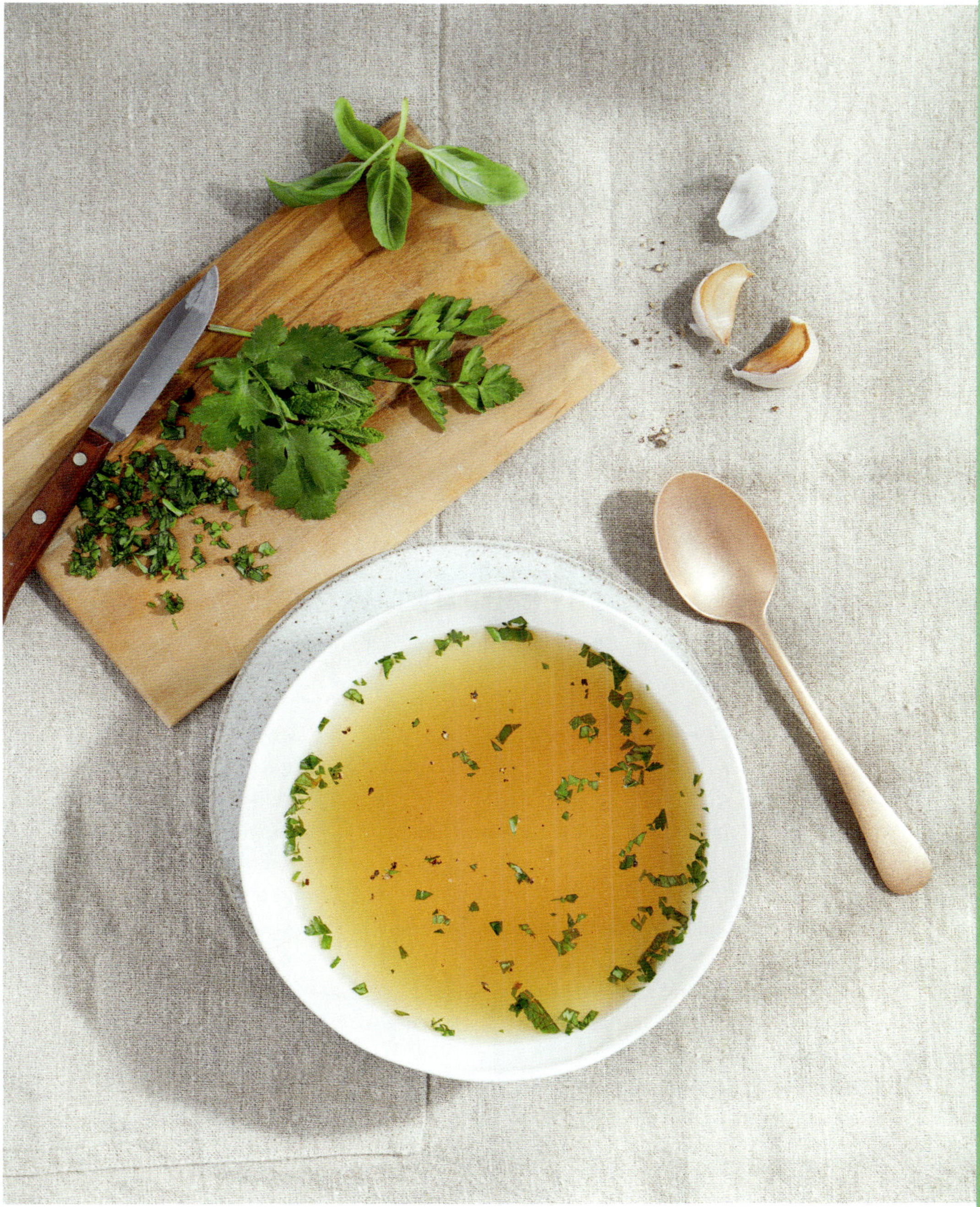

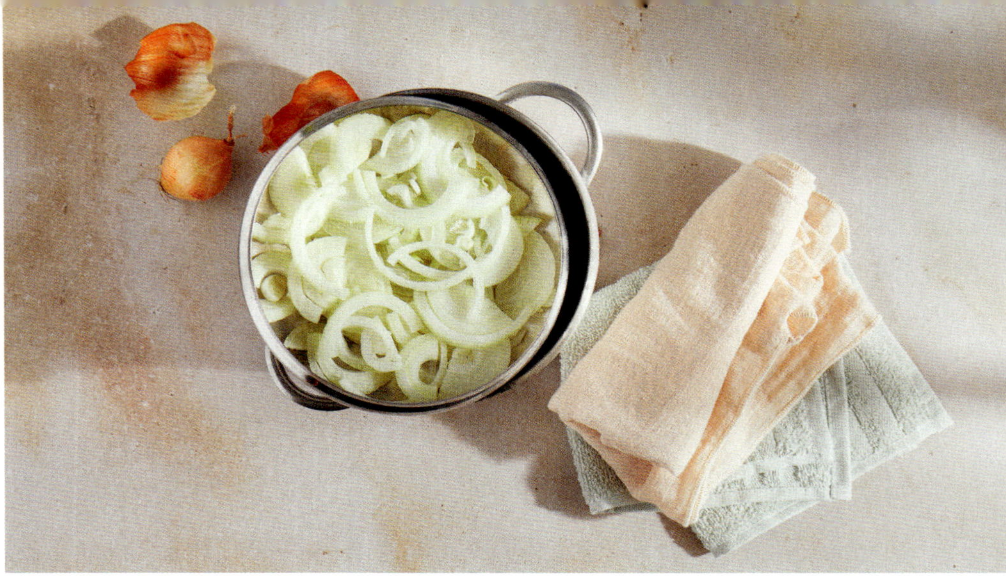

ZWIEBEL-BRUSTWICKEL

Dieser Brustwickel wirkt entzündungshemmend und löst zähen Schleim.

Für 1 Wickel • 15 Min. Zubereitung

2–3 Zwiebeln
Außerdem: Messer, Topf mit Deckel, dünnes Baumwolltuch, Handtuch, Wolltuch

---

1. Die Zwiebeln schälen und in Scheiben schneiden oder grob hacken.
2. Auf einem umgedrehten Topfdeckel oder in einer Schüssel über einem heißen Wasserbad oder auch in der Mikrowelle erwärmen.
3. Die Zwiebeln auf ein dünnes Baumwolltuch geben und die Seiten wie ein Päckchen einschlagen.

Anwendung Auf dem Sofa oder im Bett den (nicht zu heißen) Wickel auf die Brust legen. Erst ein Handtuch, dann ein Wolltuch darüberlegen. 1–2 Std. ruhen und dabei den Wickel einwirken lassen. 1-mal täglich bis zum Abklingen der Symptome.

Ansteigendes Fußbad

Das ansteigende Fußbad hilft schnell, wenn Sie die ersten Anzeichen einer Erkältung bemerken. Dann gern bis zu zweimal täglich durchführen.

Befüllen Sie eine etwas höhere Schüssel oder eine spezielle Fußbadewanne mit ca. 1,5 Liter warmem Wasser (35 °C).
Stellen Sie die Füße in die Schüssel und schütten Sie nach und nach (alle 1–2 Minuten) weiteres heißes Wasser dazu. Erhöhen Sie die Temperatur auf diese Weise langsam, bis die Füße sehr warm sind. Am Ende sollte das Wasser etwa bis zur Mitte der Wade reichen. Baden Sie die Füße insgesamt 10–15 Minuten. Trocknen Sie dann Ihre Füße ab und schlüpfen Sie in warme Wollsocken. Dann legen Sie sich für ca. 30 Minuten auf die Couch oder ins Bett und ruhen sich aus.

Tipp

Geben Sie ätherische Öle (wie Thymian oder Salbei) oder einfach 3 Esslöffel Salz ins Wasser, um die Wirkung noch zu erhöhen.

ESSIGSTRÜMPFE

Wenn Sie merken, dass sich auch noch Hals und Ohrenschmerzen anbahnen, empfehle ich im Anschluss an das ansteigende Fußbad Essigstrümpfe:
Dafür 3 Esslöffel Essig in 1 Liter Wasser verrühren, zwei dünne Leinensocken hineintauchen, auswringen und anziehen. Darüber ziehen Sie ein paar dicke Wollsocken.

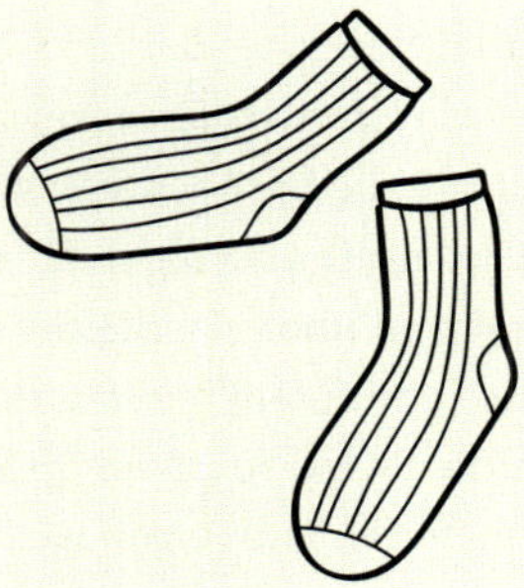

Schnupfen

Eine Erkältung kommt selten allein, meist hat sie zumindest einen Schnupfen im Gepäck. Aber warum fängt die Nase überhaupt an zu laufen?
Ihre Schleimhaut besteht aus unzähligen Zellen mit beweglichen Flimmerhärchen. Dazwischen sitzen andere Zellen, die einen wässrigen, durchsichtigen Schleim produzieren, der die gesamte Oberfläche ständig schön feucht hält. Beides soll es Erregern schwer machen, sich festzusetzen oder in den Körper vorzudringen.
Gelingt es ihnen trotzdem, setzen Zellen der Immunabwehr Stoffe frei (Entzündungsmediatoren), die dafür sorgen, dass die Nasenschleimhaut noch besser durchblutet wird. Dabei wird reichlich Flüssigkeit ins Gewebe abgegeben – die Nase schwillt zu und verstopft. Gleichzeitig versucht der Körper durch die Flüssigkeit und mithilfe der Flimmerhärchen, die Schnupfenviren aus dem Körper zu schwemmen. Und so ist der Spuk meist innerhalb von ein paar Tagen wieder vorbei.

RED FLAG

Wenn das Nasensekret dick und gelblich wird (immer ein Zeichen für Bakterien), Kopfschmerzen und klopfende Schmerzen über der Wange und in der Stirnhöhle dazukommen, die eher schlechter als besser werden unter der Behandlung. Vermutlich hat sich eine Nasennebenhöhlenentzündung (Sinusitis) entwickelt.

STECKBRIEF SCHNUPFEN

Erreger: Viren; auf der bereits angegriffenen Schleimhaut können sich später auch Bakterien ansiedeln
Übertragung: Schmier- und Tröpfcheninfektion
Symptome: fließende, zugeschwollene oder verstopfte Nase, beeinträchtigter Geruchssinn; bei einer Nasennebenhöhlenentzündung Kopfschmerzen, Druckgefühl und Schmerzen im Gesicht, eitriger Ausfluss (Zeichen für Bakterieninfektion)
Dauer: 1–2 Wochen, wobei sich die Beschwerden meist nach 3–5 Tagen bessern
Besonders ansteckend: ca. 3 Tage nach Auftreten der Symptome
Mögliche Komplikationen: Nebenhöhlenentzündung (siehe Seite 88 f.), Mittelohrentzündung (siehe Seite 92)

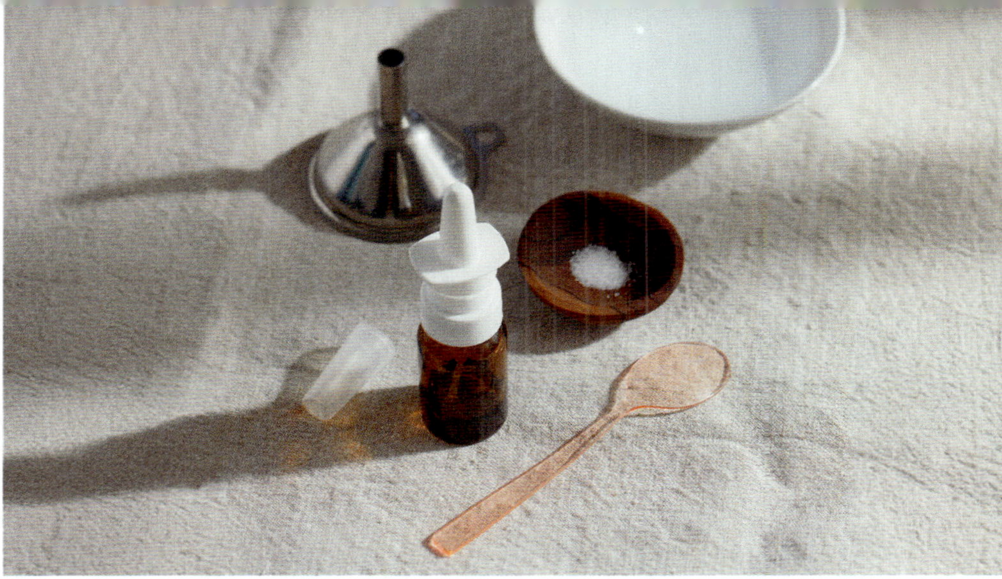

SOLE-NASENSPRAY

Gegen verstopfte Nasen. Ein Salzwasserspray unterstützt den inneren Arzt beim Herausspülen der Keime und desinfiziert zugleich. Und das alles ohne Nebenwirkungen.

Für 100 ml • 5 Min. Zubereitung

---

1 g Salz (1 Msp.)
Außerdem: Glas- oder Porzellanschüssel, Plastiklöffel, kleiner Trichter, Nasenspray-Pumpzerstäuber

---

1. Verrühren Sie das Salz in einer Glas- oder Porzellanschüssel (Sole sollte möglichst nicht mit Metall in Berührung kommen) mit 100 ml Wasser (1-prozentige Sole-lösung).
2. Füllen Sie die Lösung mithilfe eines kleinen Trichters in einen Nasenspray-Pumpzerstäuber.

Anwendung Sprühen Sie mehrmals am Tag einen Pumpstoß in jedes Nasenloch, bis der Schnupfen abklingt.

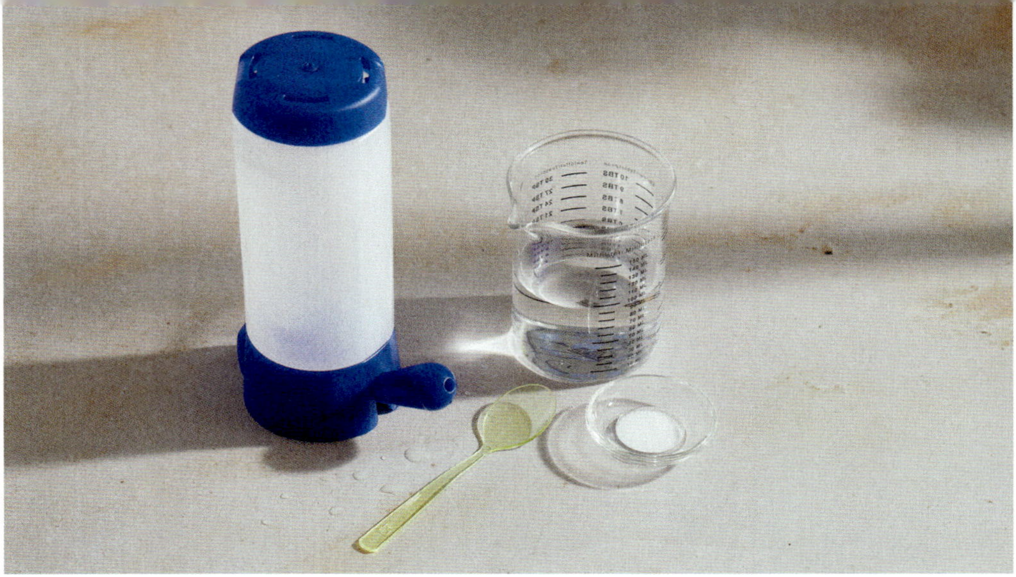

SOLE-NASENSPÜLUNG

Regelmäßige Spülungen reduzieren zähes Sekret und wirken abschwellend.

Für 1 Anwendung • 3 Min. Zubereitung

1 g Salz
Außerdem: Glas- oder Porzellanschüssel, Plastiklöffel, Nasendusche

1. Das Salz in 100 ml lauwarmem Wasser auflösen. In eine Nasendusche füllen und die Nase damit spülen.

Anwendung Über das Waschbecken beugen, den Nasenaufsatz an einem Nasenloch anlegen, den Kopf zur Seite neigen und mit dem Durchfluss beginnen. Das Wasser sollte durch das andere Nasenloch wieder rauslaufen. Öffnen Sie dabei weit den Mund, damit kein Salzwasser in den Rachen läuft. Bei Bedarf 1- bis 3-mal täglich wiederholen.

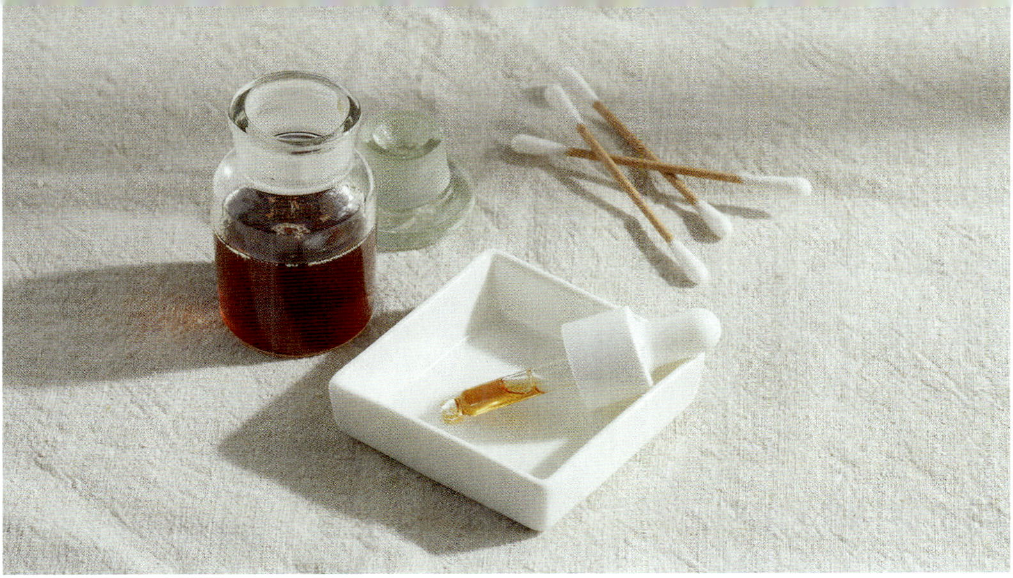

MASSAGE MIT SESAMÖL

Diese kleine Massage schützt und pflegt die Nasenschleimhäute und erschwert es Viren und Bakterien, sich auszubreiten.

Für 1 Anwendung

Sesamöl
Außerdem: evtl. Wattestäbchen oder Pipette

Anwendung Geben Sie 1–3 Tropfen Sesamöl auf den kleinen Finger oder ein Wattestäbchen und verteilen Sie es dann vorsichtig im linken Nasenloch. Das Öl etwas hochziehen und von außen sanft einmassieren, um es bis in die Nebenhöhlen zu verteilen. Danach ist das rechte Nasenloch dran. Benutzen Sie ein neues Wattestäbchen oder den kleinen Finger der anderen Hand.

Alternativ können Sie auch jeweils ein paar Tropfen Öl mit einer Pipette in die Nasenlöcher träufeln und durch sanftes Drücken der Nase verteilen.

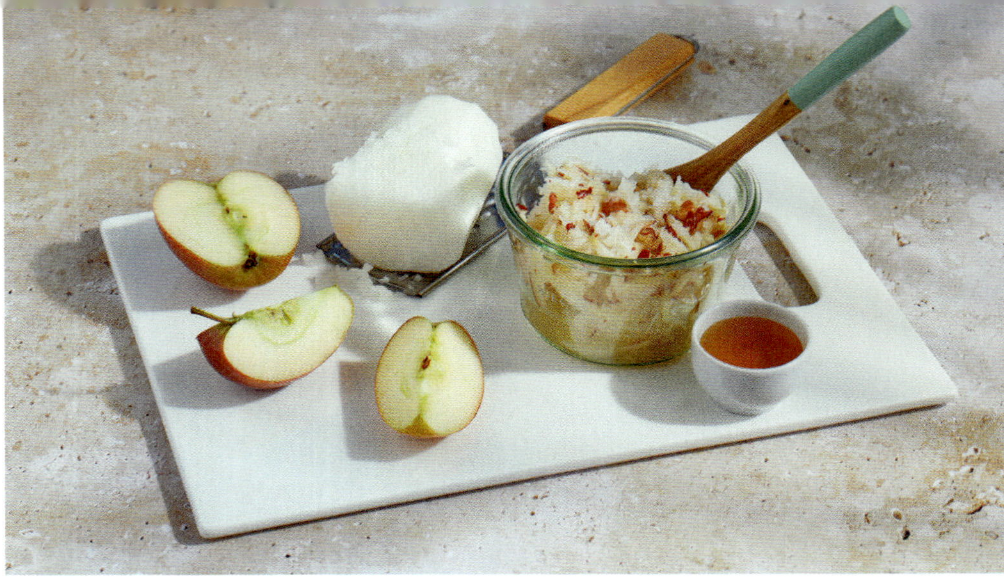

RETTICH-APFEL-ROHKOST

Hilft bei Schnupfen und verstopften Nasennebenhöhlen

Für ca. 400 g • 15 Min. Zubereitung

1 Rettich (je schärfer desto wirkungsvoller) • 1 Apfel •
3 EL Zucker oder Honig
Außerdem: Schüssel, Gemüsereibe

1. Den Rettich schälen. Den Apfel waschen, vierteln und vom Kerngehäuse befreien. Anschließend beides in eine Schüssel reiben.
2. Den Zucker dazugeben und alles gründlich vermischen.

Anwendung 2- bis 3-mal täglich einen Esslöffel davon essen.

Variante: Wer lieber Smoothies mag, schneidet 50 Gramm Rettich und einen kleinen Apfel in Stücke und gibt beides in einen Mixer. 2 Esslöffel Joghurt und 100 Milliliter naturtrüben Apfelsaft zufügen und alles schön pürieren.
Davon 2- bis 3-mal täglich einen Esslöffel essen.

5 Blitztipps gegen Schnupfen

1. *Legen Sie eine aufgeschnittene Zwiebel auf den Nachttisch. Dann atmen Sie beim Schlafen ihre ätherischen Öle ein – und die lassen die Schleimhäute abschwellen. Auch bestens für Kinder geeignet.*
2. *Setzen Sie beim Kochen auf scharf! Zwiebeln, Knoblauch, Meerrettich, Chili und Co. enthalten Stoffe wie Senföle und Schwefelstoffe, die die Nase freimachen.*
3. *Viel trinken – mindestens 2 Liter am Tag. Am besten einen der leckeren Erkältungstees von Seite 76.*
4. *Ab in die Wanne. Ein warmes Bad entspannt, der aufsteigende Dampf befeuchtet die Schleimhäute, und wenn Sie als Badezusatz Latschenkiefer oder Eukalyptus ins Wasser geben, befreit es auch noch die Atemwege.*
5. *Bitte drücken: Die Akupressurpunkte gegen Schnupfen (Ma 3) liegen in gerader Linie unter den Pupillen in Höhe der Nasenlöcher. Mit den Zeigefingern ca. 5 Minuten sanft massieren.*

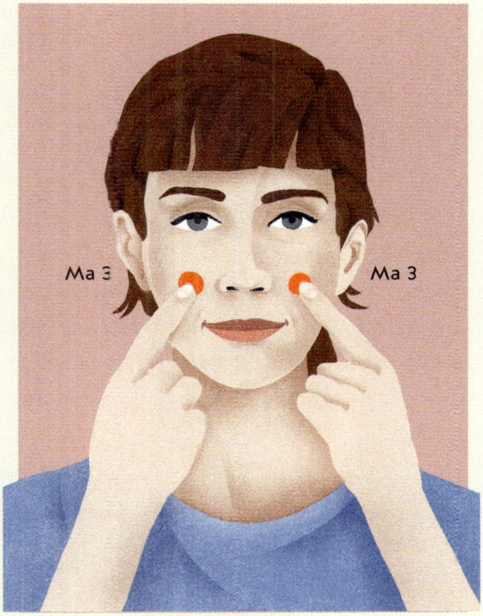

Nasennebenhöhlenentzündung

Wenn die Nasenschleimhäute dauerhaft geschwollen sind, kann das Nasensekret nicht ablaufen, und es sammelt sich Schleim in den Nebenhöhlen an – ein wunderbares Bett für Bakterien, die es sich darin nur zu gern bequem machen. Die Folge: eine Nebenhöhlenentzündung (Sinusitis).

CAJEPUTÖL

2- bis 3-mal täglich ein paar Tropfen ätherisches Öl des Cajeputbaums in eine Schüssel mit heißem Wasser geben und den aufsteigenden Dampf einatmen, bis das Wasser abgekühlt ist. Cajeput habe ich in Australien kennengelernt, es wirkt stark krampflösend und entzündungshemmend.

HEISSE KARTOFFELKOMPRESSE

2 Kartoffeln in Wasser garen, bis sie sehr weich sind. Herausnehmen, jede Kartoffel auf zwei Lagen Küchenkrepp legen und dessen Seiten wie für ein Päckchen darüberschlagen. Die Kartoffeln unter dem Tuch mit den Händen andrücken und jeweils eine Kompresse auf jede Wange legen. Mit einem Schal leicht befestigen und die Wärme ca. 15 Minuten wirken lassen. 1-mal täglich wiederholen, bis die Beschwerden abklingen.
Wichtig: Gleichzeitig Salzwasser-Nasenspray verwenden, damit das Sekret ablaufen kann.

LEINSAMENKOMPRESSE

Ganze Leinsamen in einem kleinen Topf mit Wasser (Verhältnis 1:2) schleimig kochen. Den Brei auf ein Küchenhandtuch geben, dieses einschlagen, die Kompresse auflegen, Tuch darüber und ca. 30 Minuten einwirken lassen.

MINI-INHALATION

Zwischendurch immer wieder mal ein paar Tropfen ätherisches Minzöl auf ein Papiertaschentuch träufeln und kräftig daran schnüffeln. Oder – wer es auf der Haut verträgt – einfach Minzöl unter der Nase verreiben.

ZWIEBELSOCKEN

Der Zwiebelsaft an den Füßen reizt die Haut leicht und wirkt fast wie ein heißes Fußbad – nur dass Sie sich dabei einfach ins Bett legen können. Wie es genau gemacht wird, erfahren Sie auf Seite 124.

THYMIAN-KAMILLEN-TEE

3 Teelöffel getrocknete Kamillenblüten und 1 Teelöffel Thymian mit 500 Milliliter kochendem Wasser übergießen und abgedeckt 5–10 Minuten ziehen lassen. Dann abseihen. Den Tee in eine Thermoskanne füllen und über den Tag verteilt trinken.
Der heiße Aufguss eignet sich auch hervorragend zum Inhalieren.

INGWERWASSER

Bei Nasennebenhöhlenentzündung ist es wichtig, viel zu trinken, um die Schleimhäute feucht zu halten. Gut geeignet ist dafür warmes Ingwerwasser, in dem die Gingerole ihre heilende Wirkung entfalten.
Für eine Kanne 10 Gramm Ingwer klein schneiden, mit 750 Milliliter kochendem Wasser übergießen und zugedeckt mindestens 10 Minuten ziehen lassen – je länger der Ingwer im Wasser bleibt, desto schärfer wird's. Das Ingwerwasser durch ein Sieb in eine Thermoskanne umfüllen und über den Tag verteilt trinken. Wenn Sie es noch schärfer wollen, den Ingwer einfach drinlassen.

Tipp

Sie sind nicht sicher, ob Sie »nur« einen starken Schnupfen haben oder schon eine Sinusitis? Dann beugen Sie einfach mal Ihren Kopf vornüber. Ein starkes Druck- oder Schmerzgefühl im Gesicht deutet auf eine Sinusitis hin.

MEERRETTICH

Die Senföle der scharfen Meerrettichwurzel bekämpfen Bakterien, Viren und Pilze und lösen den Schleim. Geben Sie daher, wo's passt, 1 Esslöffel davon auf Ihr Essen – am besten frisch gerieben. Eine Extraportion Wasabi, die scharfe japanische Variante, wirkt ähnlich. Meerrettich hat übrigens auch prophylaktische Wirkung – essen Sie ihn also schon, wenn die Erkältungszeit beginnt.

HÜHNERBRÜHE

Heiße Suppe tut gut, heiße Hühnerbrühe noch besser. Beim Kochen wandert der Eiweißstoff Cystein aus dem Fleisch in die Brühe. Deswegen wirkt sie entzündungshemmend und lässt Schleimhäute abschwellen – genauso wie der wohlriechende aufsteigende Dampf. Dazu ist die Brühe auch noch eine echte Zinkbombe! Dieses Spurenelement ist wichtig für ein starkes Immunsystem. Das Rezept finden Sie auf Seite 78.

Inhalationen

Über einer Schüssel mit heißem Kräuteraufguss die aufsteigenden Dämpfe einzuatmen, verschafft Erleichterung bei Erkältungskrankheiten, lindert Entzündungen im Hals- und Rachenraum und unterstützt die Verflüssigung von Bronchial- oder Nasensekret.

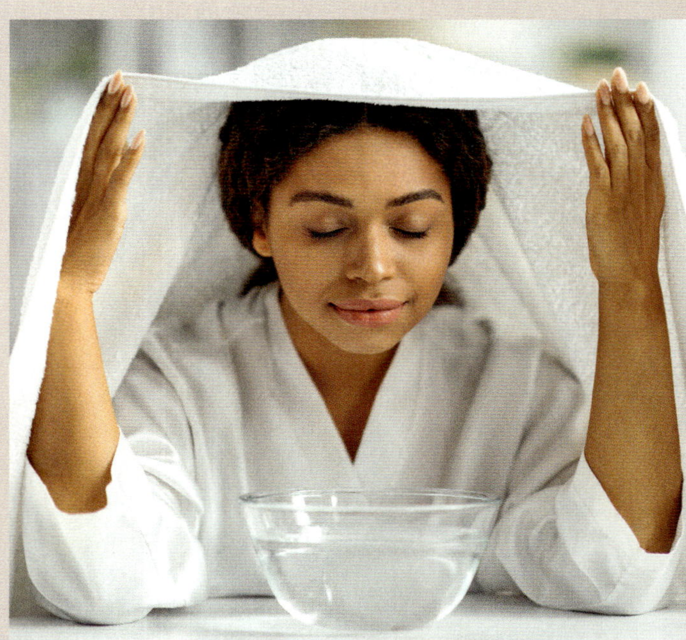

ZUBEREITUNG UND ANWENDUNG

Inhalationen sind einfach und extrem wirkungsvoll. Der Wasserdampf gerät nämlich in die kompletten Atemwege, das heißt, er erreicht auch die Nasen- und Stirnhöhlen sowie die tiefen Teile der Lunge.
Was die Anwendung betrifft, gilt immer dasselbe: In einer Schüssel oder einem Topf werden 25 Gramm getrocknetes oder 50 Gramm frisches Kraut mit ca. 2 Liter kochendem Wasser übergossen.
Dann geht's los: Halten Sie Ihren Kopf unter einem Handtuch in den Dampf und inhalieren Sie ihn ca. 10 Minuten. Bleiben Sie danach noch weitere ca. 15 Minuten in einem warmen Raum, damit sich die Atemwege wieder an die kühlere Luft gewöhnen, das Nasensekret abfließt und Sie es leichter abschnäuzen können. Wiederholen Sie das Ganze ca. 1 Woche lang 2- bis 3-mal am Tag, bis die Beschwerden zurückgehen.

GEEIGNETE KRÄUTER

~ *Lavendel*
~ *Salbei*
~ *Thymian*
~ *Pfefferminze*
~ *Kamille*

SCHNELLE ALTERNATIVE

Statt als getrocknete oder frische Kräuter können Sie die Pflanzen auch in Form von ätherischem Öl verwenden. Einige Tropfen ätherisches Öl (für Erwachsene auch gut: Eukalyptusöl) ins heiße Wasser geben und inhalieren.
Oder Sie nehmen ein Eukalyptusbad: Dazu ein Vollbad einlassen, das ätherische Öl (20 Tropfen) mit etwas Honig, Salz oder Sahne emulgieren und beim entspannten Baden die Dämpfe einatmen.

RICHTIG SCHNÄUZEN?

Einige HNO-Ärzte empfehlen zwar, das Nasensekret hochzuziehen, weil sie befürchten, dass beim Naseputzen das Risiko für eine Nebenhöhlenentzündung steigt. Auf der anderen Seite kann regelmäßiges Schnäuzen unter Umständen sehr wohl verhindern, dass die Infektion von der Nase weiter in den Rachenraum wandert.
So oder so: Schnäuzen Sie nicht zu heftig und am besten jedes Nasenloch einzeln. Und benutzen Sie auf jeden Fall Einmaltaschentücher. (Stofftaschentücher in der Hosentasche sind ein echtes Virenbiotop!) Außerdem das gründliche Händewaschen nach dem Schnäuzen nicht vergessen. Jedes Mal. Wirklich.

Ohrenschmerzen

Weil der Nasen-Rachen-Raum über einen kurzen Kanal (Eustachische Röhre) mit dem Ohr verbunden ist, können sich Viren und Bakterien im Laufe einer Erkältung oder eines Schnupfens auf die Ohren ausbreiten. Dann schwellen durch die Entzündung die Schleimhäute der Ohrtrompete an, das Mittelohr wird nicht mehr richtig belüftet, und es staut sich Sekret, das auf das Trommelfell drückt.
Das spürt man natürlich: an einem unangenehmen Druckgefühl, an Schmerzen und auch daran, dass man wie durch Watte hört. Bei einer schweren Infektion nehmen die Schmerzen zu, das Ohr reagiert schon auf kleinste Berührungen empfindlich und manchmal kommen noch Fieber und Kopfschmerzen dazu. In so einem Fall ist es höchste Zeit zum Arzt zu gehen.
Manchmal ist der Druck im späten Stadium einer Mittelohrentzündung so hoch, dass das Trommelfell leicht einreißt. Dann kann der Eiter abfließen, der Schmerz lässt schlagartig nach und man hört wieder ganz normal. Auch das Trommelfell heilt normalerweise innerhalb weniger Tage bis Wochen von allein wieder. Bis dahin sollten Sie nur verhindern, dass Wasser in den Gehörgang kommt und es erneut zu einer Infektion kommt. Um eine Schwerhörigkeit sicher zu vermeiden, ist es am besten, mit einer stärker werdenden Ohrenentzündung zum Arzt zu gehen.
Der beste Weg, eine Mittelohrentzündung ganz zu umgehen, ist, Erkältung und Schnupfen von Anfang an ernst zu nehmen und mit den entsprechenden Mitteln gegenzusteuern, damit die Krankheitserreger erst gar nicht »wandern«. Meiden Sie außerdem Zugluft und schützen Sie Ihre Ohren vor Kälte.

RED FLAG

Bei starken Schmerzen, extremer Berührungsempfindlichkeit, Kopfschmerzen und Fieber. Sie deuten auf eine Mittelohrentzündung hin.

STECKBRIEF OHRENSCHMERZEN

Erreger: »wandernde« Viren und Bakterien
Symptome: Druckgefühl, Schmerzen, schlechtes Hören
Dauer: 2–3 Tage
Mögliche Komplikationen: Mittelohrentzündung

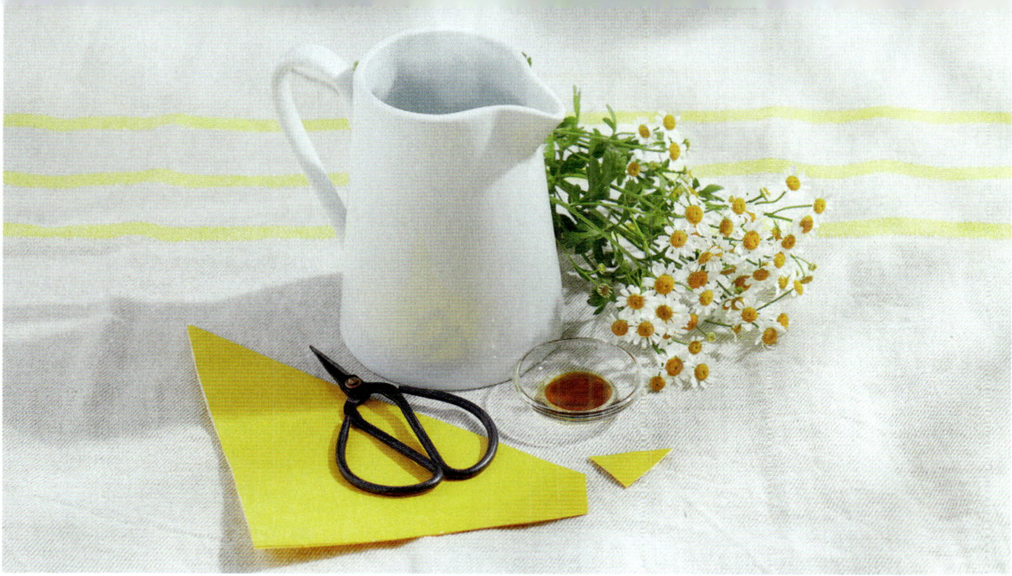

OHRENDAMPF

Wirkt schmerzlindernd, entzündungshemmend und fördert die Sekretion

Für 1 Anwendung • 3 Min. Zubereitung

10 Tropfen Kamillenextrakt (aus der Apotheke)
Außerdem: Papiertüte, Krug

1. Schneiden Sie die Spitze der Papiertüte ab.
2. Füllen Sie ca. 250 ml heißes Wasser in den Krug und geben Sie den Kamillenextrakt dazu.

Anwendung Stülpen Sie die Papiertüte über den Krug und lassen den aufsteigenden Dampf durch die abgeschnittenen Spitze 8–15 Min. in Ihr Ohr strömen. Ruhen Sie sich im Anschluss ca. 30 Min. aus. 2- bis 3-mal am Tag wiederholen.

PROPOLIS-OLIVENÖL

Wirkt antiviral sowie antibakteriell und lindert den Schmerz

Für 1 Anwendung • 3 Min. Zubereitung

1 EL Olivenöl • 10 Tropfen Propolis-Tinktur (aus der Apotheke)
Außerdem: kleiner Topf, Schälchen, Watte

1. Das Olivenöl in einem Schälchen erwärmen.
2. Die Propolis-Tinktur unterrühren.

Anwendung Etwas Watte in das warme Öl tauchen und in den äußeren Gehörgang des schmerzenden Ohrs stecken (nicht zu tief!). 2–3 Std. wirken lassen. Bis zu 2-mal täglich wiederholen, bis die Beschwerden nachlassen.

Wichtig: Das Öl nicht direkt ins Ohr tropfen, da das leicht wachsige Propolis den Gehörgang verstopfen kann.

KNOBLAUCH-WATTE

Wirkt desinfizierend und antibakteriell

Für 1 Anwendung • 3 Min. Zubereitung

1 Knoblauchzehe
Außerdem: Messer, Stofftaschentuch, Watte

1. Den Knoblauch schälen und zerquetschen.

Anwendung Knoblauch auf einen kleinen Wattebausch geben. Diesen in den äußeren Gehörgang stecken und so lange dort lassen, wie es angenehm ist. Bis zum Abklingen der Beschwerden beliebig oft wiederholen.

Warme Auflagen

Wärmende Auflagen lindern den Schmerz und lassen Entzündungen schneller abheilen.

SALZAUFLAGE

Füllen Sie 1 Tasse Salz in ein Baumwoll- oder Leinensäckchen. Das legen Sie in die Mikrowelle oder in den Backofen und erhitzen es ca. 20 Minuten bei 50–60 °C.

Anwendung

Das Säckchen auf das schmerzende Ohr legen und mit einer Mütze oder einem Stirnband fixieren. 15–20 Minuten wirken lassen. Bei Bedarf das Säckchen danach noch einmal erwärmen und die Anwendung wiederholen.

ZWIEBELAUFLAGE

Schälen Sie 1 Zwiebel und schneiden Sie sie in feine Würfel. Diese in eine Pfanne oder einen Topf geben und bei mittlerer Hitze erwärmen. Die warmen Zwiebelwürfelchen auf ein Stofftaschentuch oder Küchenkrepp geben und darin einschlagen. Alternativ die Zwiebeln in eine Baumwollsocke füllen.

Anwendung

Das Päckchen auf das schmerzende Ohr legen und mit einer Mütze oder einem Stirnband fixieren. 1–2 Stunden oder noch besser über Nacht einwirken lassen. Bei Bedarf wiederholen.

WOLLAUFLAGEN

Erwärmen Sie Heilwolle (aus der Apotheke) mit einem Fön. Testen Sie kurz an der Wange, ob die Temperatur angenehm ist.

Anwendung

Die Wolle aufs betroffene Ohr legen und mit einer Mütze oder einem Stirnband fixieren. Am besten über Nacht wirken lassen.

HEILERDEAUFLAGE

Rühren Sie 2 Esslöffel Heilerde mit etwas heißem Wasser zu einem dicken Brei an. Geben Sie diesen auf ein Küchenkrepp und schlagen Sie es zu einem Päckchen ein.

Anwendung

Das Päckchen auf das Ohr legen, mit einem Stirnband fixieren. Mehre Stunden oder noch besser über Nacht wirken lassen.

Was sonst noch hilft

Die alternative Medizin bietet verschiedene Therapien zur Behandlung von Ohrenentzündungen an.

AYURVEDA

Im Ayurveda werden bei akuter Ohrenentzündung vor allem anderen leichte Kost und Ingwertee verordnet.

ANTHROPOSOPHISCHE MEDIZIN

Aus der anthroposophischen Medizin kommt die Gabe von Apis-Belladonna-Kügelchen: jede Stunde 5 Stück bis zum Abklingen der Symptome.

SCHÜSSLER-SALZE

Unter den Schüßler-Salzen ist das Erstmittel im Akutfall die Nummer 3, also Ferrum Phosphoricum, in der Potenz D12. 1 Tablette in Wasser auflösen und in kleinen Schlückchen trinken, 3-mal täglich. Bei häufig wiederkehrenden Entzündungen ist es die Nummer 2, Kalzium Phosphoricum, D6. Einnahme nach Packungsbeilage.

HOMÖOPATHIE

Die Homöopathie empfiehlt bei plötzlichem Beginn einer Ohrenentzündung mit Fieber Aconitum D6. Stündlich 5 Kügelchen bis zur Besserung.
Es gibt auch mehrere Komplexmittel (Mischungen), Einnahme nach Packungsbeilage.

WÄRME

Wärme durch ein kleines Rotlicht kann entspannend und schmerzlindernd sein, wenn das Sekret abfließen kann. Aber bitte auf keinen Fall anwenden, wenn sich dadurch die Beschwerden verschlimmern.
Um den Schmerz zu nehmen, empfehle ich eine wärmende Auflage. Auf der nächsten Doppelseite finden Sie sicher eine Rezeptur, die Ihnen besonders zusagt.

AKUPRESSUR

Drücken und kreisen Sie 1 Minute sanft den Hauptpunkt gegen Ohrenschmerzen (Gb 2).

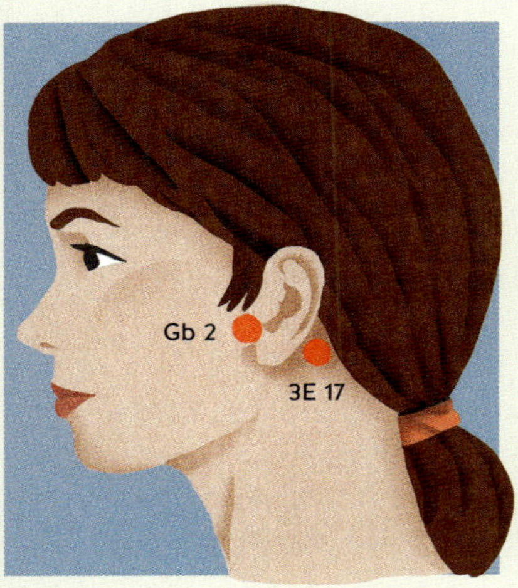

Er befindet sich am Ansatz des Ohrläppchens. Sie finden ihn leichter, wenn Sie den Mund etwas öffnen. Dann ist dort eine Vertiefung zu spüren.

Ein weiterer Punkt (3E 17) liegt in der Vertiefung hinter dem Ohrläppchen. Hier können Sie ebenfalls 1 Minute drücken und kreisen, bei Kindern genügen schon 30 Sekunden.

KAUGUMMI KAUEN

Kaugummi kauen kann helfen, weil sich dadurch der Verbindungsraum zwischen Ohr und Nasen-Rachen-Raum öffnet. Das verringert den schmerzenden Druck. Einen ähnlichen Effekt hat häufiges Schlucken.

LANGSAM MIT ANTIBIOTIKA

Ärzte verschreiben bei Ohrenschmerzen leider noch immer viel zu schnell Antibiotika. Dabei verbessert sich in 80–85 Prozent der Fälle die Situation auch so innerhalb von zwei bis drei Tagen. Und mehr als der Hälfte geht es sogar schon nach 24 Stunden deutlich besser. Deswegen empfiehlt die Leitlinie »Ohrenschmerzen« der Deutschen Gesellschaft für Allgemeinmedizin und Familienmedizin, sogar dann, wenn sich zu den Schmerzen Fieber und Erbrechen dazugesellen, erst mal noch zwei Tage abzuwarten, ob es nicht von allein besser wird. Ausnahmen gibt es aber schon, zum Beispiel bei Kindern unter zwei Jahren mit Grunderkrankungen, wiederkehrenden Infekten oder Ohrausfluss (Otorrhö).

Halsschmerzen

Haben Viren es erst einmal an der Nasenschleimhaut vorbei geschafft, breiten sie sich ungeniert im Rachenraum aus. In der Folge entzündet sich auch dort die Schleimhaut und das wiederum führt in der Regel zu Halskratzen- und schmerzen sowie Schluckbeschwerden. Was für uns unangenehm ist, zeigt jedoch nur wieder einmal, dass die Immunabwehr angesprungen ist: Die Schleimhäute werden stärker durchblutet, sie werden rot, schwellen an – und schmerzen, weil sie auf die umliegenden Nerven drücken. Die vermehrte Schleimproduktion ist lästig, sorgt aber dafür, dass die Krankheitserreger zügig abtransportiert werden.
Meistens klingt Halsweh relativ schnell wieder ab, insbesondere mit den richtigen Hausmitteln. Manchmal gesellen sich aber auch noch Bakterien, meist Streptokokken, zu den Viren. Die Folgen sind

~ *bakterielle Mandelentzündungen (Tonsillitis), die von Fieber und Kopfschmerzen begleitet werden. Man erkennt sie an weißlichen Punkten (den Eiterstippchen) auf den Mandeln (wer noch welche hat). Oder*
~ *Scharlach, der typischerweise mit einem Hautausschlag mit kleinen rötlichen Punkten und einer auffällig gefärbten Zunge (»Himbeerzunge«) einhergeht.*

In beiden Fällen sollten Sie einen Arzt oder eine Ärtzin konsultieren.

RED FLAG

Bei starken Schmerzen, hohem Fieber und sichtbaren weiß-gelblichen Belägen im Hals (Eiterstippchen). Es könnte sich um eine Mandelentzündung handeln.

STECKBRIEF HALSSCHMERZEN

Erreger: Viren, mitunter siedeln sich dazu noch Bakterien an
Übertragung: Schmier- und Tröpfcheninfektion
Symptome: Halskratzen, Halsschmerzen, Heiserkeit, Schluckbeschwerden
Dauer: rund 1 Woche
Besonders ansteckend: in den ersten drei Tagen nach Auftreten der Symptome
Mögliche Komplikationen: Mandelentzündung, Scharlach

3 x Blitzhilfe bei Halsschmerzen

Probieren Sie neben den Rezepturen und Anwendungen auf den folgenden Seiten unbedingt auch diese einfachen Rund-um-die-Uhr-Tipps.

GEWÜRZNELKEN

Kauen Sie zwischendurch immer mal wieder auf einer Gewürznelke. Ihre Inhaltstoffe wirken schmerzlindernd, desinfizierend und lokal leicht betäubend. Alternativ können Sie mit ätherischem Nelkenöl (aus der Apotheke) gurgeln: In ein Glas mit 100 Milliliter Wasser kommen 5 Tropfen davon.

HONIG

Lassen Sie 3-mal täglich je 1 Teelöffel Honig im Mund zergehen. Die Enzyme im Honig wirken desinfizierend und außerdem stärkt er nachweislich die Abwehrkräfte.[31]
Vorsicht: Für Kinder unter einem Jahr ist Honig nicht geeignet. Denn er kann Sporen des Bakteriums Clostridium botulinum enthalten, die beim Baby zu schweren Lähmungserscheinungen führen können.

AKUPRESSUR

Drücken oder massieren Sie mehrmals täglich auf jeder Seite 30–60 Sekunden den Akupressurpunkt He 7. Er liegt in der Beugefalte des Handgelenks an der Sehne in der Verlängerung des kleinen Fingers.

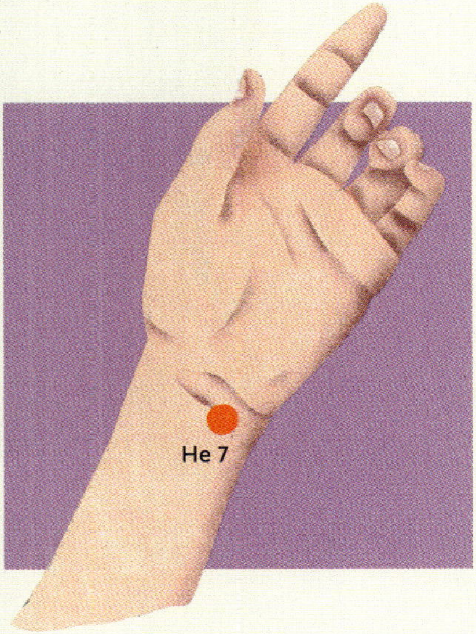

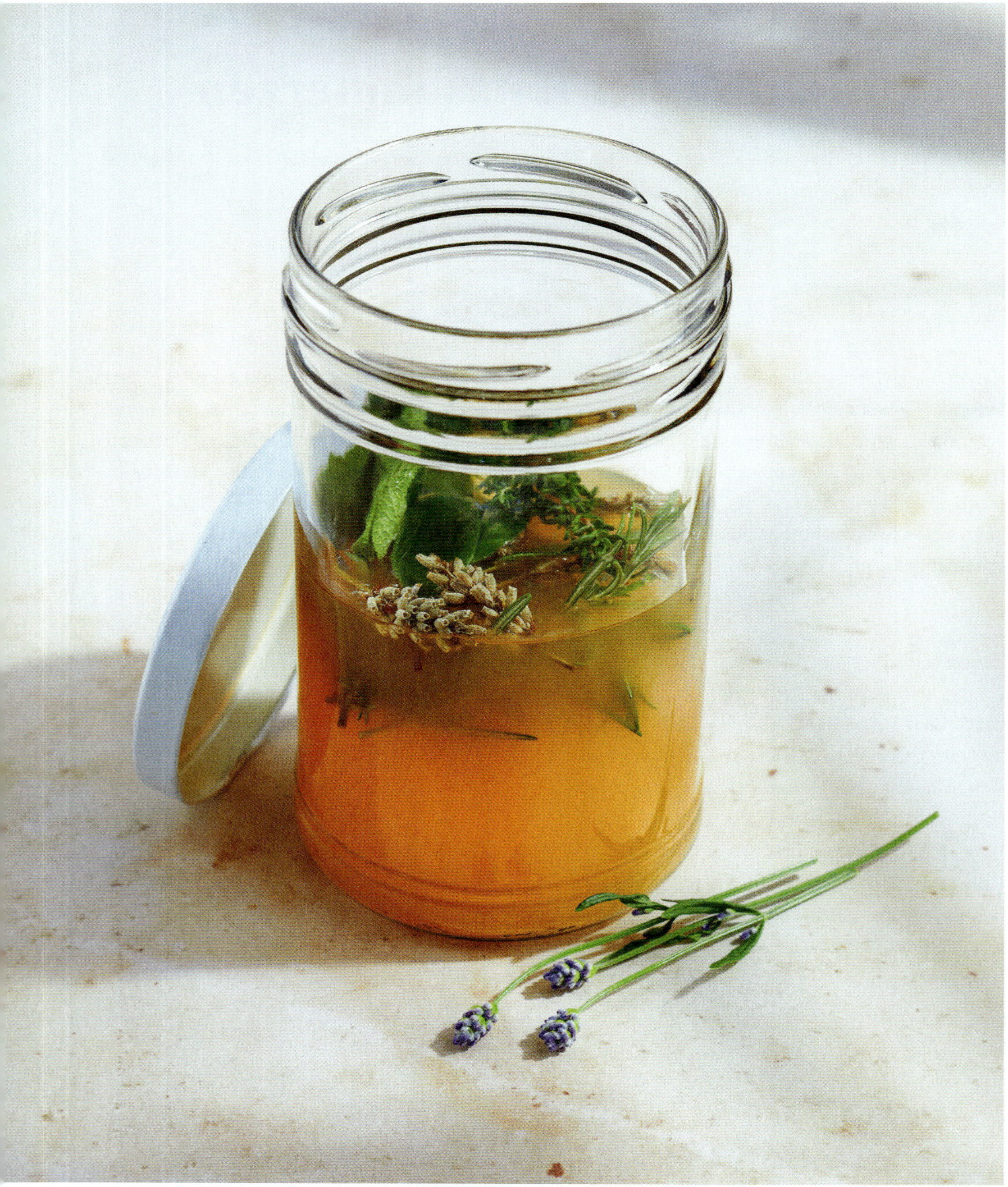

VIER-DIEBE-ESSIG

Bei Halsschmerzen oder zur vorbeugenden Desinfektion, wenn sich ein erstes Kratzen bemerkbar macht

Für 500 ml • 3 Min. Zubereitung • 2–4 Wochen Zeit zum Ziehen

Je 1 EL Rosmarin, Salbei, Thymian und Lavendelblüten • 500 ml Bio-Apfelessig
Außerdem: Schraubglas, Trichter, Kaffeefilter, Flasche

1. Die Kräuter in ein Schraubglas geben und mit Essig aufgießen.
2. Die Mischung bei Zimmertemperatur 2–4 Wochen ziehen lassen, dabei jeden Tag einmal schütteln.
3. Hat der Essig lang genug gezogen, mithilfe eines Trichters durch einen Kaffeefilter in eine saubere Flasche umfüllen und gut verschlossen aufbewahren.

Anwendung 1- bis 3-mal täglich 2 EL Essig in ein Glas Wasser geben und den Mund damit spülen.

Hinweis Dunkel aufbewahrt und unverdünnt hält sich der Essig bis zu einem Jahr.

Tipp

Noch mehr Rezepte zum Gurgeln finden Sie auf der nächsten Seite.

Meine liebsten Gurgellösungen

Bei Halsschmerzen ist es wichtig, den Rachenraum immer schön feucht zu halten und gleichzeitig den Keimen das Leben schwer zu machen. Neben reichlich Tee trinken ist auch Gurgeln wenig aufwendig, dafür aber sehr effektiv. Ich finde, es gibt fast nichts Besseres gegen Halsschmerzen.

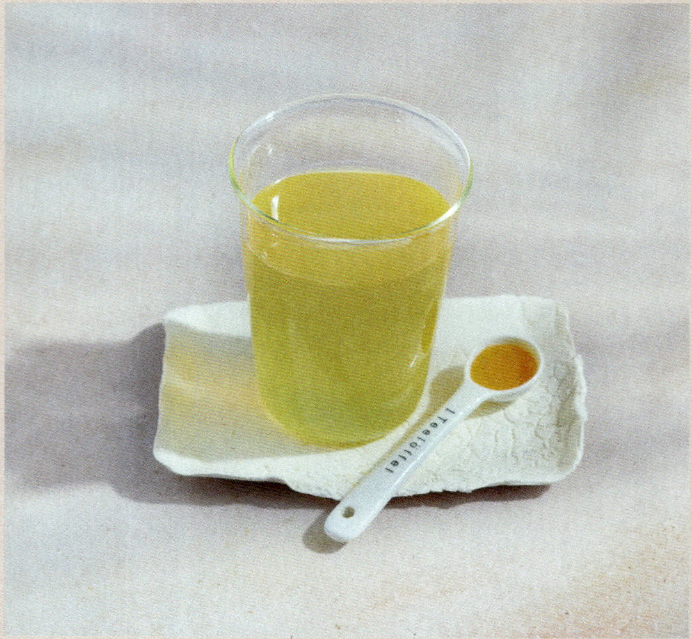

SALZWASSER

1 Esslöffel Salz in 1 Liter lauwarmem Wasser auflösen. Die Mischung in eine Thermoskanne füllen und mehrmals täglich damit gurgeln. Das Salz bekämpft die Viren und lindert gleichzeitig die Entzündung.

SALBEITEE

1 Esslöffel getrocknete Salbeiblätter in einer Tasse mit 100 Milliliter kochendem Wasser übergießen und ca. 10 Minuten zugedeckt ziehen lassen. Abseihen, dann gründlich gurgeln und den Tee dann ausspucken. Mehrmals täglich anwenden – am besten immer mit frisch zubereitetem Tee.
Salbei wirkt entzündungshemmend, desinfizierend und wundheilend.

KURKUMA-SALZ-GURGELLÖSUNG

Mehrmals täglich je 1 Teelöffel Kurkumapulver und etwas Salz in einem Glas warmem Wasser verrühren und gründlich gurgeln.
Hier wirken gleich zwei Heilmittel im Doppelpack gegen Keime und Entzündungen.

HONIG-APFELESSIG-WASSER

2 Teelöffel Honig und 1 Teelöffel Bio-Apfelessig mit 150 Milliliter warmem Wasser verrühren und damit gurgeln – anfangs stündlich, später alle 2 Stunden. Vor dem Schlafengehen einen kleinen Rest schlucken, damit auch die hintersten Bereiche etwas abbekommen.
Honig wirkt keimreduzierend und entzündungshemmend, Apfelessig stärkt die Abwehrkräfte.

SALBEI-RINGELBLUMEN-LÖSUNG

30 Gramm Ringelblumenblüten (aus der Apotheke) mit 20 Gramm getrockneten Salbeiblättern mischen. Zum Gurgeln 2 Teelöffel der Mischung in einer Tasse mit 150 Milliliter kochendem Wasser übergießen, zugedeckt ca. 10 Minuten ziehen lassen und dann abseihen. Mehrmals täglich frisch zubereiten.

THYMIANAUFGUSS

1–2 Teelöffel getrockneten Thymian in einer Tasse mit 150 Milliliter kochendem Wasser übergießen, zugedeckt ca. 10 Minuten ziehen lassen und abseihen. Mehrmals täglich gurgeln, den Aufguss dafür frisch zubereiten.
Thymian wirkt stark desinfizierend und keimhemmend.

Wickel

Wickel sind schnell und unkompliziert zubereitet und wirken genau da, wo es wehtut. Am besten legen Sie sich hin und ruhen aus, während sie einwirken.

KALTER QUARKWICKEL

Nimmt die Hitze und unterstützt das Abschwellen der Schleimhaut.

So geht's

2–3 Esslöffel Speisequark auf auf einem dünnen Baumwolltuch oder Küchenkrepp verstreichen: ca. 30 Zentimeter lang, 10 Zentimeter hoch und 1 Zentimeter dick. Das Tuch beziehungsweise Papier über dem Quark zu einem Päckchen zusammenschlagen.

Anwendung

Legen Sie das Päckchen vorne auf den Hals und fixieren Sie die Auflage mit einem leichten Schal. Abnehmen, wenn der Quark nicht mehr kalt ist. 1- bis 2-mal am Tag.

ÖL-HONIG-WICKEL

Wirkt wärmend, beruhigend und zugleich desinfizierend

So geht's

In einem kleinen Topf 2 Esslöffel Oliven-, Raps- oder Sesamöl und 1 Esslöffel Honig erwärmen. Ein dünnes Baumwolltuch oder Küchenkrepp halsbreit falten und die Mischung gleichmäßig aufstreichen.

Anwendung

Das Tuch von Ohr zu Ohr auf den Hals legen. Ein weiteres Baumwolltuch darumwickeln und zum Schluss alles mit einem Wollschal fixieren. Mindestens 30 Minuten wirken lassen. Gern mehrmals täglich wiederholen.

ZITRONENWICKEL

Lindert die Schwellung und damit die Schluckbeschwerden.

So geht's

1 Bio-Zitrone heiß abwaschen und 4 Scheiben abschneiden. Die Scheiben mittig auf ein dünnes Baumwolltuch legen und alle vier Seiten darüberschlagen. Fest auf jede Zitronenscheibe drücken, damit Saft austritt.

Anwendung

Das Tuch so auf den Hals legen, dass nur eine Lage Stoff zwischen Haut und Zitronenscheiben liegt. Mit einem Wollschal fixieren und 30–60 Minuten wirken lassen. Falls die Haut gereizt auf die Säure reagiert, die Anwendung früher beenden. Nach dem Abnehmen den Hals mit einem Tuch oder Schal warm halten. Täglich wiederholen.

Tipp

Die schnelle Variante des Zitronenwickels geht so: 1 Zitrone auspressen und den Saft in einer Schüssel mit 1 Glas Wasser verrühren. Ein Baumwolltuch eintauchen, auswringen, um den Hals legen und mit einem Wollschal fixieren. Abnehmen, wenn der Wickel warm wird.

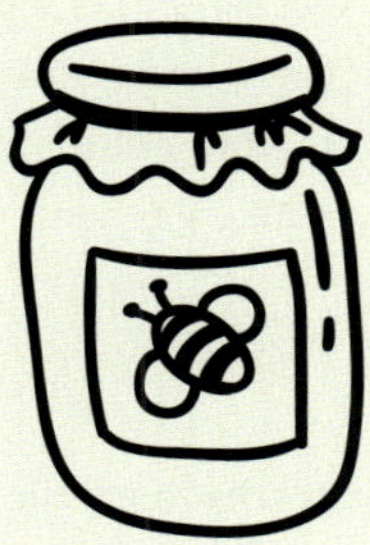

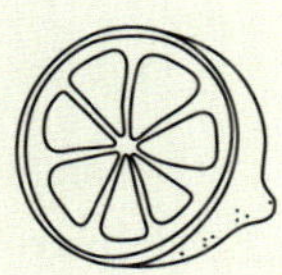

KNEIPP-OBERGUSS

Diese Wasseranwendung ist gut gegen Heiserkeit und hilft außerdem zu vermeiden, dass die Infektion noch weiter nach unten in die Bronchien wandert.

Anwendung Führen Sie den Kneipp-Oberguss gern 1-mal täglich aus, bis die Beschwerden besser werden.

1. Der Oberkörper muss vor der Anwendung warm sein. Sie brauchen einen kühlen oder kalten gebundenen Wasserstrahl, eventuell schrauben Sie dazu den Duschkopf ab.
2. Stellen Sie sich in die Dusche oder Wanne und beugen Sie den Oberkörper leicht nach vorne. Beginnen Sie nun mit dem Guss:
3. Sie beginnen am rechten Handrücken ...
4. und führen dann den Strahl außen am rechten Arm nach oben zur Schulter.
5. Die Schulter mehrmals umkreisen ...
6. und dann das Wasser an der Innenseite des Arms wieder nach unten wandern lassen.
7. Wiederholen Sie dasselbe am linken Arm: den Strahl vom Handrücken außen am Arm zur Schulter und an der Innenseite wieder nach unten führen.
8. Streifen Sie das Wasser an beiden Armen mit den Händen ab (nicht abtrocknen) und ziehen Sie sich warm an.
9. Zugedeckt auf dem Sofa oder im Bett 30 Min. nachruhen – oder einfach schlafen gehen.

Wichtig

Wenn Sie an einer chronisch entzündlichen Erkrankung der Atemwege, Bluthochdruck, Angina pectoris oder Herzrhythmusstörungen leiden, klären Sie bitte unbedingt vorher mit Ihrem Arzt, ob diese Anwendung für Sie ungefährlich ist.

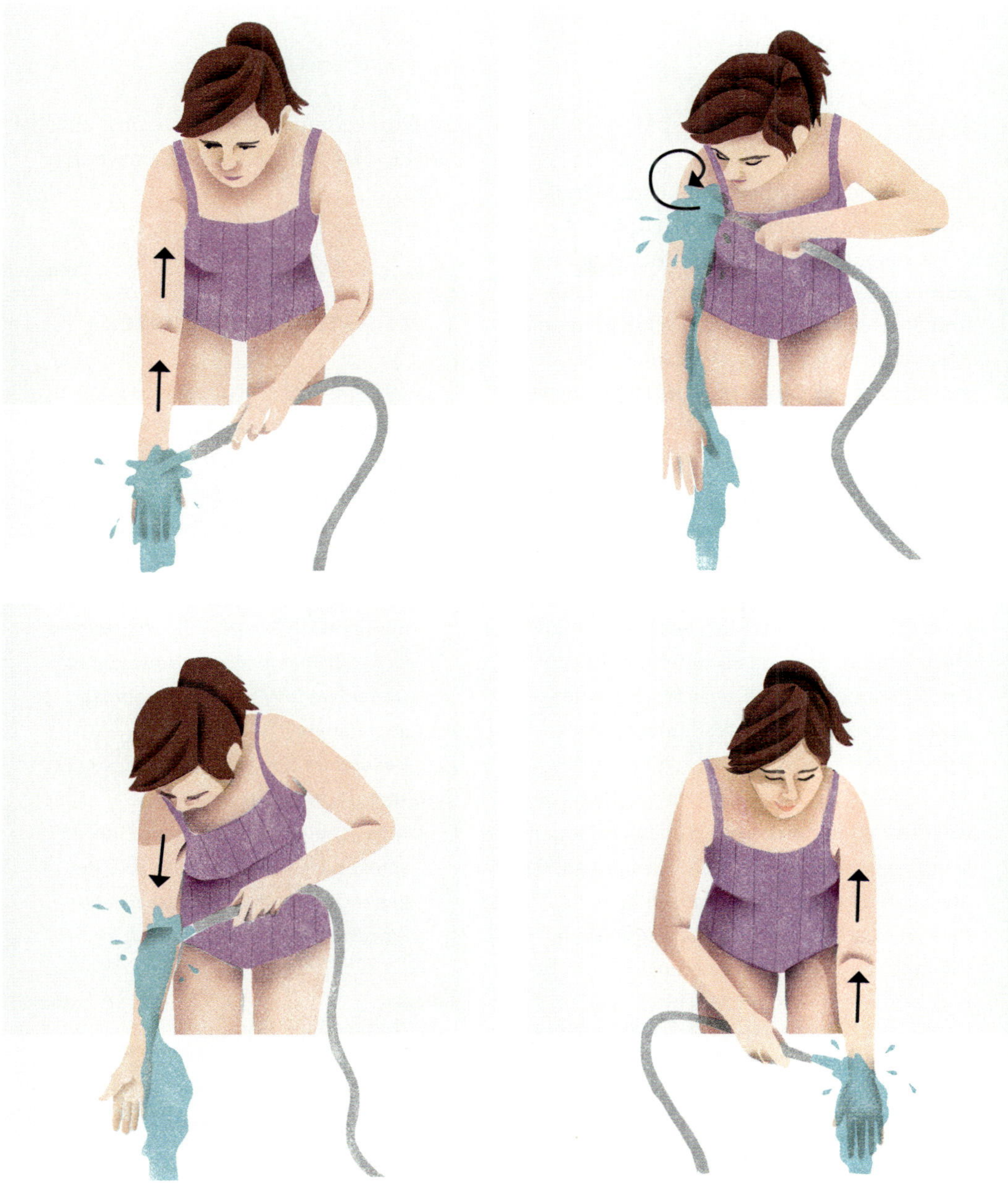

Husten

Husten ist an und für sich ein natürlicher Schutzmechanismus. Sensoren in der Schleimhaut etwa der Luftröhre und der Bronchien (Hustenfühler) erkennen Staub und Speisekrümel oder auch Schleim in den Atemwegen und schlagen Alarm, indem sie einen Hustenreiz auslösen. Der Husten entfernt dann die »Fremdkörper«, indem er sie mit einem extremen Ausatemstoß aus dem Körper katapultiert.
Auch Erkältungskrankheiten gehen häufig mit Husten einher. Denn durch die Entzündungsreaktionen schwellen die Schleimhäute an und es wird vermehrt Schleim gebildet. Dazu kommt, dass die Flimmerhärchen auf den Schleimhäuten, die eigentlich für den Abtransport von Fremdstoffen verantwortlich sind (siehe Seite 11), durch Eiter oder Ähnliches »verkleben« und ihre Aufgabe deswegen nicht mehr richtig erfüllen können. Es sammelt sich also noch mehr Schleim an, der die Hustenfühler zu Daueralarm reizt.
Breiten sich die Viren bis ans untere Ende der Luftröhre in den Bronchien aus, spricht man von einer akuten Bronchitis.

RED FLAG

Wenn sich der Husten nach zwei bis drei Tagen nicht bessert oder mit hohem Fieber, Atembeschwerden, gelbem oder gar blutigem Auswurf verbunden ist. Dann muss eine bakterielle Infektion ausgeschlossen werden.

STECKBRIEF HUSTEN

Erreger: Viren oder Bakterien
Übertragung: Schmier- und Tröpfcheninfektion
Symptome: häufiger Hustenreiz, trockener, unproduktiver Husten (ohne Auswurf) oder produktiver Husten mit reichlich Schleimbildung; zeigen sich 2–5 Tage nach der Ansteckung.
Dauer: oft 2 Wochen, manchmal auch länger
Besonders ansteckend: bereits kurz vorher und die ersten 5 Tage
Mögliche Komplikationen: Eine verschleppte Bronchitis kann zu Lungenentzündung, Herzmuskel- und Rippenfellentzündung führen.

ZWIEBEL-HONIG-SIRUP

Wirkt lindernd

Für ca. 50 ml • 5 Min. Zubereitung • 3 Std. Ziehen

2 große Zwiebeln • 4 EL Honig
Außerdem: Schraubglas, Löffel, evtl. Sieb

1. Die Zwiebeln schälen und in Würfel schneiden. Mit dem Honig in einem Schraubglas verrühren und mind. 3 Std., besser über Nacht durchziehen lassen.

2. Ist die Mischung durchgezogen, wird die entstandene Flüssigkeit eingenommen.

Anwendung Mehrmals täglich 1–2 EL, bis der Husten nachlässt.

INGWER-RETTICH-SIRUP

Hustenstiller

Für ca. 100 ml • 5 Min. Zubereitung • 3–5 Std. Ziehen

1 cm großes Stück Ingwer • ½ Tasse Honig • 1 schwarzer Rettich
Außerdem: Löffel, Reibe, Schüsseln, Trichter, kleine Flasche

1. Mit einem Teelöffel die Schale vom Ingwer abschaben und die Wurzel dann fein reiben. Mit dem Honig verrühren.

2. Den Rettich waschen und trocken tupfen. Den oberen »Deckel« abschneiden und den Rettich vorsichtig mit einem Löffel aushöhlen.

3. Den Ingwerhonig in den ausgehöhlten Rettich füllen und alles 3–5 Std. ziehen lassen.

4. Den Rettich kopfüber in eine Schüssel stellen, damit die entstandene Flüssigkeit herausläuft.

5. Den Saft mithilfe eines Trichters in eine kleine Flasche füllen.

Anwendung 2-mal täglich zwischen den Mahlzeiten 1–2 EL einnehmen, bis die Beschwerden abklingen.

SALBEI-THYMIAN-HUSTENSAFT

Entzündungshemmend, antibakteriell und schleimlösend

Für 200 ml • 5 Min. Zubereitung • 15 Min. Ziehen

10 g frischer Thymian • 6 g frische Salbeiblätter • Saft von ½ Zitrone • 5–6 EL Honig
Außerdem: große Tasse, Sieb, Trichter, kleine Flasche

1. Die Kräuter in einer großen Tasse mit 200 ml kochendem Wasser übergießen und abgedeckt ca. 15 Min. ziehen lassen. Danach abseihen und abkühlen lassen.
2. Zitronensaft und Honig unterrühren und den Hustensaft dann mithilfe eines Trichters in eine kleine Flasche füllen. Im Kühlschrank hält er sich bis zum Ende der Einnahme.

Anwendung Bis zu 5-mal täglich je 1 EL einnehmen – jedoch nicht länger als 1 Woche.

EIBISCHSIRUP

Bei trockenem Husten

Für ca. 900 g • 15 Min. Zubereitung • 2 Std. Ziehen

30 g Eibischwurzeln • 900 g Zucker
Außerdem: Schüssel, Sieb, dünnes Baumwolltuch, Topf, kleine Flasche

1. Die Eibischwurzeln zerkleinern, in einer Schüssel mit 600 ml kaltem Wasser übergießen und ca. 2 Std. ziehen lassen. Dabei immer wieder mal umrühren. Ein feines Sieb mit einem dünnen Tuch auslegen, den Sud durchseihen und in einen Topf umfüllen. Danach das Tuch zusammendrehen und die Pflanzenteile leicht auspressen.
2. Den Zucker zur Flüssigkeit geben, alles zum Kochen bringen und leise köcheln lassen, bis sich der Zucker vollständig gelöst hat. Den Sirup mithilfe eines Trichters heiß in eine saubere Flasche füllen und verschließen.

Anwendung 3-mal täglich 1–2 EL einnehmen, bis sich der Husten bessert.

SPITZWEGERICHSIRUP

Gut bei festsitzendem Husten, wirkt zudem kräftigend auf das Bronchialsystem

Für ca. 50 g • 10 Min. Zubereitung

2 EL getrockneter oder 4 EL frischer Spitzwegerich • cremiger Honig
Außerdem: evtl. Mörser, kleiner Topf, Schraubglas

1. Getrockneten Spitzwegerich im Mörser zerreiben. Frischen Spitzwegerich grob zerkleinern. In einen kleinen Topf geben, 50 ml heißes Wasser hinzufügen und die Mischung kurz aufkochen.
2. In ein sauberes Schraubglas füllen und abkühlen lassen. Den Honig (Verhältnis 1:1) unterrühren, das Glas verschließen und in den Kühlschrank stellen.

Anwendung Stündlich 1 TL einnehmen. Da der Sirup schnell verdirbt, immer nur diese Menge herstellen und im Kühlschrank aufbewahren. Sie reicht für ca. 3 Tage.

WAS BIETET DIE HOMÖOPATHIE?

- *Bei trockenem Husten und dem Gefühl, der Brustkorb zieht sich zusammen: bis zu 6-mal täglich 3 Globuli Aconitum D6 oder 2-mal täglich 3 Globuli Aconitum D12*
- *Bei trockenem Husten oder Husten mit dickem, gelb-grünem Auswurf, bei Husten mit Kitzeln im Kehlkopf und nächtlichen Hustenanfällen: bis zu 6-mal täglich 3 Globuli Arsenicum album D6 oder 2-mal täglich 3 Globuli Arsenicum album D12*
- *Bei heftigen Hustenanfällen, die einem fast die Luft abschnüren, bei schmerzhaftem Husten, bei dem man sich Bauch oder Brust hält, bei Verschlimmerung nach Mitternacht: bis zu 12-mal täglich 3 Globuli Drosera D6 oder bis zu 6-mal täglich 3 Globuli Drosera D12*

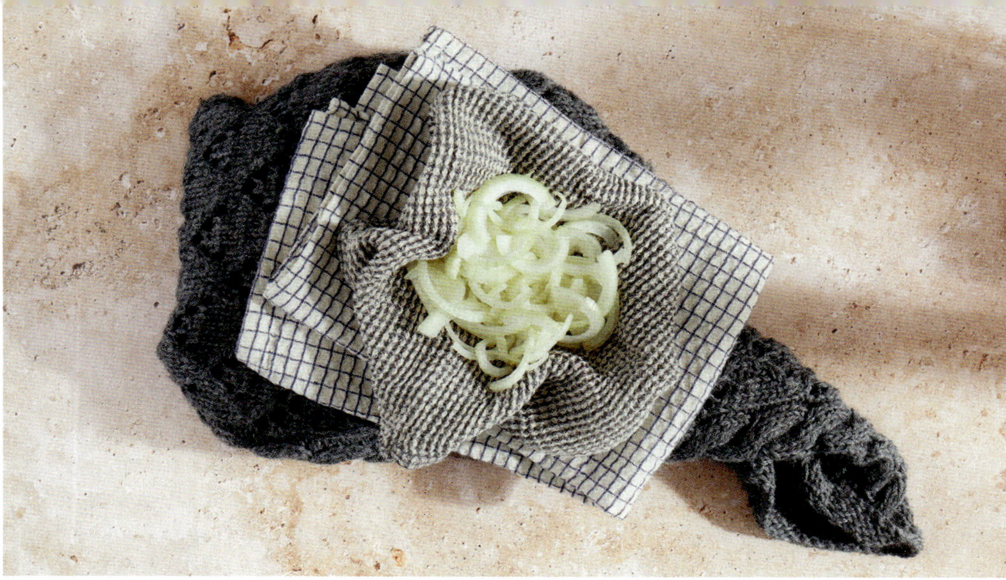

ZWIEBELAUFLAGE

Löst den Schleim

Für 1 Anwendung • 10 Min. Zubereitung

1–2 Zwiebeln
Außerdem: Messer, Pfanne, 2 dünne Baumwolltücher, Wollschal

1. Die Zwiebeln schälen und in Scheiben schneiden. In einer Pfanne ohne Fett bei milder Hitze erwärmen.
2. Die warmen Zwiebelringe in die Mitte eines dünnen Baumwolltuchs geben und die Seiten darüberschlagen.

Anwendung Ein zweites Tuch in Brusthöhe auf dem Bett ausbreiten und sich darauflegen. Dann das Zwiebelpäckchen auf der Brust platzieren und das andere Tuch möglichst faltenfrei darüber um die Brust schlagen. Zum Schluss alles mit einem Wollschal bedecken und die Zwiebelauflage 30–60 Min. wirken lassen. Danach mind. 15 Min. nachruhen. 1- bis 2-mal täglich, bis der Husten besser wird.

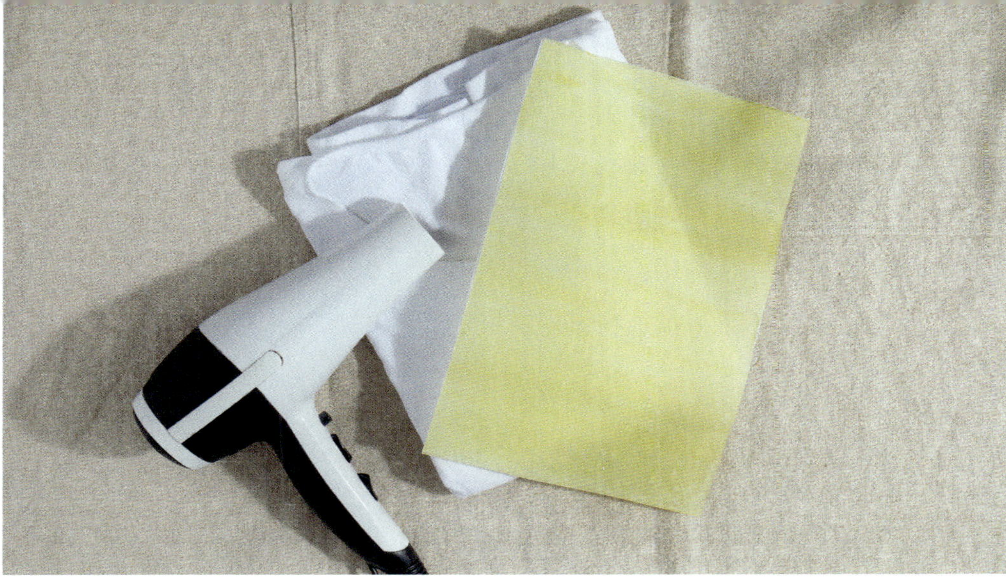

BIENENWACHSAUFLAGE

Wirkt durchblutungsfördernd, schleimlösend, reizlindernd und entspannend

Für 1 Anwendung • 5 Min. Zubereitung

Bienenwachsauflage (Apotheke oder Internet)
Außerdem: Föhn, enges T-Shirt

1. Die wachsbeschichtete Auflage mit einem Föhn auf Körperwärme bringen. Zur Kontrolle die Temperatur am Unterarm testen.

Anwendung Wenn die Temperatur angenehm ist, die Auflage auf die nackte Brust legen. Mit einem engen T-Shirt fixieren. Dann heißt es ab ins Bett unter die warme Decke – mindestens 1–2 Std. Noch besser wirkt die Auflage über Nacht.

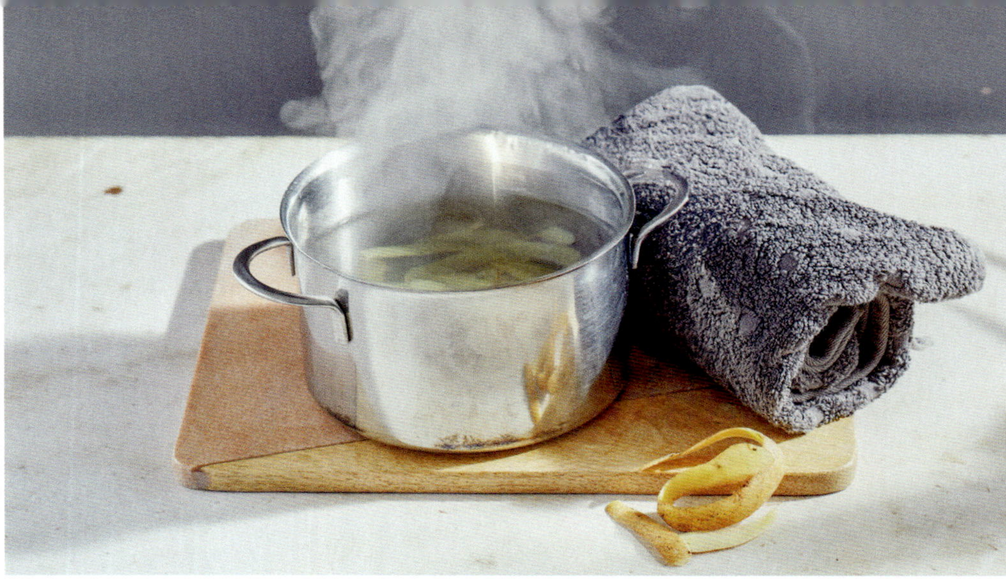

KARTOFFELSCHALENDAMPFBAD

Lindert den Hustenreiz, fördert die Durchblutung der oberen Atemwege und die Schleimbildung und damit den Auswurf der Krankheitserreger

Für 1 Anwendung • 15 Min. Zubereitung

Schalen von 3–5 Kartoffeln
Außerdem: Topf, Handtuch

1. Die Kartoffelschalen in einem Topf in reichlich Wasser ca. 5 Min. kochen lassen.
2. Den Topf vom Herd nehmen und das Wasser samt Schalen abkühlen lassen, bis der Dampf eine angenehme Temperatur hat.

Anwendung Halten Sie Ihren Kopf unter einem Handtuch in den Dampf und inhalieren Sie 8–15 Min. Anschließend das Gesicht kalt abwaschen. 1- bis 2-mal täglich wiederholen, bis der Husten nachlässt.

Hustentees

Mit Tees schlagen Sie den Husten gleich mit zwei Klappen: Die Heilkräuter im Tee wirken lindernd und durch die erhöhte Flüssigkeitszufuhr wird der Bronchialschleim weniger zäh und die Schleimhaut wird feucht gehalten.

THYMIANTEE

2 Esslöffel frischen oder 1 Teelöffel getrockneten Thymian mit 250 Milliliter heißem Wasser übergießen, ca. 10 Minuten abgedeckt ziehen lassen und abseihen.
3-mal täglich 1 Tasse trinken.

HONIG ALS HUSTENMEDIKAMENT

Hätten sie gedacht, dass 1 Teelöffel Honig vor dem Zubettgehen genauso wirksam ist bei Husten wie der Wirkstoff Dextromethorphan, der in vielen handelsüblichen Hustenmitteln steckt? Das hat eine Studie mit Kindern zwischen 2 und 18 Jahren gezeigt.[32] Man kann den Honig pur einnehmen oder in warmes Wasser oder warmen Tee rühren. (Achtung, Honig ist nichts für Kinder vor dem zweiten Lebensjahr).

EIBISCHHUSTENTEE

1 Teelöffel Eibischblätter mit 1 Tasse kaltem Wasser übergießen, mind. 30 Minuten ziehen lassen, dann aufkochen und abseihen.
Täglich 3 Tassen trinken.

ZITRONEN-KRÄUTER-TEE

1 Bio-Zitrone heiß waschen, etwas Schale abschneiden und fein hacken. 2 Teelöffel Zitronenschale, 1 Teelöffel getrockneten Salbei und ½ Teelöffel getrocknete Thymianblätter mit 200 Milliliter kochendem Wasser überbrühen und zugedeckt ca. 15 Minuten ziehen lassen. Anschließend den Saft der ½ Zitrone und 1 Esslöffel Honig unterrühren.
2- bis 3-mal täglich 1 Tasse trinken.

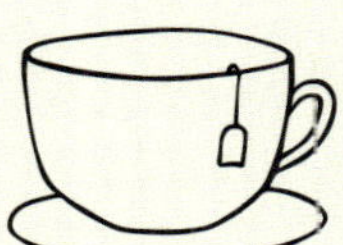

Fieber

Fieber hat kein besonders gutes Image. Dabei ist es eigentlich ein Zeichen dafür, dass die Selbstheilungskräfte des Körpers ziemlich gut anspringen. Gerade in den ersten vier Tagen eines Infekts kann Fieber die Ausheilung eines grippalen Infekts enorm beschleunigen. Denn eine hohe Körpertemperatur sorgt dafür, dass ...

- *viele Krankheitserreger abgetötet werden,*
- *mehr Abwehrzellen gebildet werden,*
- *die Abwehrzellen schneller an den Ort des Geschehens gelangen,*
- *wir weniger aktiv sind, sodass mehr Energie für das Immunsystem bleibt.*[33]

DAS BRAUCHT IHR KÖRPER JETZT

Jetzt braucht Ihr Körper vor allem viel Ruhe. Ganz besonders, wenn Sie trotz der hohen Körpertemperatur frieren und unter Schüttelfrost leiden, heißt es am besten: ab ins Bett. Aber auch bei leichtem Fieber (37,8–38 °C) sollten Sie es langsam angehen lassen. Denn das Risiko, das Herz-Kreislauf-System zu überlasten, ist bei fiebrigen Infekten hoch. Geben Sie Ihrem erhöhten Müdigkeitsbedürfnis nach – auch tagsüber. Im Schlaf läuft das Immunsystem auf Hochtouren (siehe Seite 31). Wenn Sie keinen Appetit haben, müssen Sie sich nicht zum Essen zwingen. Ihr Körper bezieht seine Energie dann eben aus zelleigenen Reserven. Dieser sogenannte katabole Stoffwechsel unterstützt nebenbei die Genesung bei bakteriellen Infektionen. Anders als Viren haben Bakterien nämlich einen eigenen Stoffwechsel – und damit auch Hunger. Wenn von außen keine Nahrung nachkommt, wachsen sie schlechter oder sterben.

Viel zu trinken dagegen ist bei Fieber unerlässlich, denn durch die erhöhte Körpertemperatur steigt der Flüssigkeitsbedarf. Trinken verhindert, dass der Körper austrocknet, und sorgt dafür, dass die Schleimhäute weiter gut befeuchtet sind.

Tipp

Als grobe Faustregel gilt: Für jedes Grad mehr an Körpertemperatur trinken Sie ½–1 Liter zusätzlich am Tag.[34]

Ein guter Kompromiss ist heiße Hühnerbrühe, auch wegen ihres »Triple-Effekts«: Die Wärme hilft gegen Frösteln und Schüttelfrost, ihre Inhaltsstoffe unterstützen das Schwitzen und sie liefert gleich noch jede Menge Nährstoffe für ein starkes Immunsystem. Ein Rezept finden Sie auf Seite 78.

FIEBER SENKEN ODER NICHT?

Ob man Fieber senken soll, hängt davon ab, wie hoch das Fieber ist und wie es um den Allgemeinzustand steht. Am Anfang eines grippalen Infekts oder bei nur leichtem Fieber (zwischen 37,6 und 38,5 °C) ist es sinnvoll, den Körper mit einer Schwitzkur und schweißtreibenden Heilkräutern zusätzlich ein bisschen anzufeuern. Drei Rezepte, die ich besonders effektiv finde, verrate ich Ihnen auf der nächsten Seite.

Ist das Fieber dagegen hoch (ab 38,6 °C) und/oder das Allgemeinbefinden schon stark beeinträchtigt, würde zusätzliche Hitze den Körper nur noch mehr belasten. Aber dies ist genau die Temperatur, bei der der Körper viele Keime abtöten kann. Deswegen sollte man Fieber, insbesondere wenn es gut vertragen wird, ruhig ein bisschen aushalten. Ab 39 °C ist es eine gute Idee, die Temperatur viertelstündlich zu kontrollieren, vor allem bei Kindern, um rechtzeitig fiebersenkende Maßnahmen zu ergreifen.

Spätestens über 39,5 °C oder wenn das Fieber sehr belastend ist, sollte es gesenkt werden. Natürlich geht das mit Wadenwickeln, Serienwaschungen oder Weidenrindentee (siehe Seite 119). Steigt das Fieber weiter, eignen sich Paracetamol (meist in Form von Zäpfchen, aber auch als Saft) oder Ibuprofen (meist als Saft, aber auch als Zäpfchen), die zusätzlich Kopf- und Gliederschmerzen mindern.

RED FLAG

Wenn das Fieber nach 2–3 Tagen nicht zurückgeht oder sich der Allgemeinzustand verschlechtert. Dies gilt insbesondere für Kinder. Kleine Kinder können ab einer Körpertemperatur von ca. 40 °C einen Fieberkrampf bekommen. Dann muss umgehend der Notarzt (112) gerufen und dazu als Erste-Hilfe-Maßnahme ein Fieberzäpfchen gegeben werden. Babys müssen bei hohem Fieber immer von einem Arzt angeschaut werden!

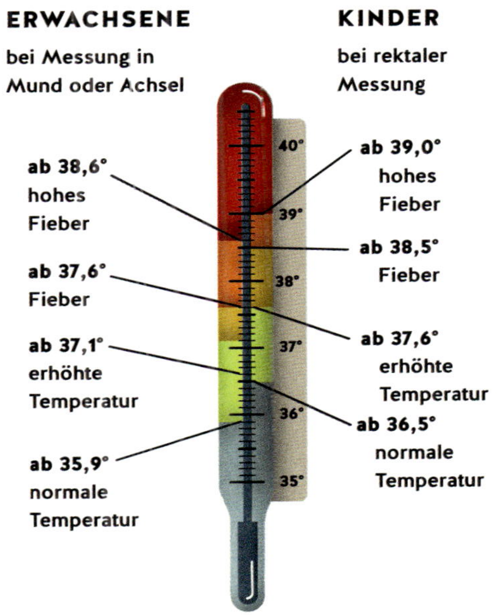

Fieber fördern

Diese Methoden bringen den Körper richtig ins Schwitzen.

ANSTEIGENDES VOLLBAD

Das ansteigende Vollbad machen Sie bitte nur in Anwesenheit einer zweiten Person, da es den Kreislauf sehr belasten kann.
Legen Sie sich in die mit 32 °C warmem Wasser gefüllte Wanne.
Nach 2 Minuten lassen Sie so viel neues heißes Wasser dazulaufen, bis die Temperatur um 1 °C gestiegen ist.
Warten Sie 2 Minuten und erhöhen Sie die Wassertemperatur um ein weiteres Grad.
Wiederholen Sie dies so oft, bis das Badewasser 40 °C hat. Bleiben Sie dann noch 5 Minuten im Wasser.
Nach dem Abtrocknen legen Sie sich gut zugedeckt ins Bett und ruhen sich aus.
Einmal täglich wiederholen, bis Besserung eintritt.

SALZHEMD

Geben Sie 100 Milliliter lauwarmes Wasser in eine große Schüssel und lösen Sie darin 1 Teelöffel Salz (5 Gramm) auf.
Tauchen Sie ein leichtes T-Shirt hinein, wringen Sie es aus und ziehen Sie es feucht an.
Dann schlüpfen Sie in einen trockenen Wollpullover.
Nun im Bett oder auf dem Sofa gut zugedeckt 1–1,5 Stunden ruhen. Nach ca. 30 Minuten beginnt das Schwitzen.
Anschließend abduschen, trockene Kleidung anziehen und nachruhen.
Täglich wiederholen, bis sich Ihr Zustand bessert.

HEISSES GETRÄNK

Im Grunde fördert jede Art von richtig warmer Flüssigkeit unsere Körpertemperatur. Sie können Tee trinken oder auch einfach heißes (noch trinkbares) Wasser mit Ingwer oder Zitrone zu sich nehmen, um die Körperkerntemperatur ansteigen zu lassen.

Fieber senken

So senken Sie hohe Temperaturen sanft, ohne die Abwehrkräfte zu schwächen.

WADENWICKEL

Tauchen Sie ein Geschirrtuch zur Hälfte in etwa handwarmes (nicht kaltes!) Wasser. Legen Sie erst die nasse Hälfte um die Wade und dann die trockene darüber. Anschließend wickeln Sie ein Frotteetuch um alles. Wiederholen Sie das Ganze an der anderen Wade, sodass jedes Bein extra eingewickelt ist.
Decken Sie sich gut zu und ruhen Sie etwa 10 Minuten aus, bis die Wickel warm werden – das kann auch sehr schnell gehen. Nehmen Sie dann die Wickel sofort ab, sonst bewirken sie das Gegenteil.
Danach legen Sie neue lauwarme Wickel an, wobei die Temperatur nun gern etwas niedriger sein darf. Wiederholen Sie die Prozedur insgesamt 3- bis 6-mal, bis Ihre Körpertemperatur um 1 °C gesunken ist.
Achtung: Bei Kleinkindern sinkt die Temperatur oft sehr schnell. Den Wickel nicht zu kühl machen und nach jedem Wickel nachmessen, damit das Kind nicht unterkühlt.

SERIENWASCHUNG

Für diese besonders sanfte Methode tauchen Sie einen Waschlappen in lauwarmes Wasser (18–20 °C), reiben Arme und Beine damit ab (beim Kleinkind Unterarme oder Waden). Dann warm zudecken und ruhen.
Wiederholen Sie dies alle 20–30 Minuten.
Wenn Sie zu schwitzen beginnen, beenden Sie die Waschungen.
Schwitzen Sie noch ca. 1 Stunde nach, dann waschen Sie sich lauwarm, wechseln die Kleidung und legen sich wieder hin.

WEIDENRINDENTEE

Übergießen Sie 1 Teelöffel klein geschnittene Weidenrinde in einer Tasse mit 150 Milliliter kochendem Wasser und lassen Sie den Tee ca. 20 Minuten abgedeckt ziehen. Danach abseihen.
Mehrmals täglich 1 Tasse in kleinen Schlucken trinken, bis zum Abklingen der Beschwerden.
Achtung: Weidenrindentee ist nur für Erwachsene geeignet.

Blasenentzündung

Die Entzündung der Blase (Zystitis) gehört ebenfalls zu den häufigen Infektionskrankheiten. Insbesondere wir Frauen sind hier die Leidtragenden, denn unsere Harnröhre ist kürzer als die der Männer. Dadurch können Krankheitserreger leichter aufsteigen und in die Blase eindringen. Die Blasenwand entzündet sich, schwillt an und wird extrem reizempfindlich, sodass bereits geringe Mengen Urin einen Harndrang auslösen. Dazu brennt es beim Wasserlassen und tut weh. Zuweilen treten auch Unterleibskrämpfe auf. Die Erreger bei einer Blasenentzündung kommen fast immer aus dem eigenen Körper und wechseln quasi nur ihr »Zuhause«: Durch falsche Hygiene geraten Bakterien der natürlichen Darmflora vom Po in die Harnwege. Seltener sind Chlamydien (nach Geschlechtsverkehr) oder Viren für die Entzündung verantwortlich. Antibiotika sind manchmal unumgänglich, in den meisten Fällen aber nicht nötig. Die Beschwerden verschwinden auch so meist innerhalb einer Woche. Und es gibt genug Hausmittel, die die Heilung beschleunigen beziehungsweise die Symptome reduzieren.

RED FLAG

Wenn die Blasenentzündung länger als drei bis vier Tage dauert, sich die Symptome verschlechtern oder Schmerzen im unteren Rücken auftreten. Es besteht die Gefahr, dass sich die Entzündung auf die Nieren ausweitet. Auch bei Blut im Urin gilt: Lassen Sie sich ärztlich untersuchen, um eine ernsthafte Erkrankung auszuschließen.

STECKBRIEF BLASENENTZÜNDUNG

Erreger: Bakterien (nur selten Viren, wenn, dann vor allem bei Kindern)
Übertragung: Schmierinfektion, seltener sexuell übertragen
Symptome: verstärkter Harndrang, unangenehmes Gefühl beim Wasserlassen, bisweilen krampfhafte Verspannungen im Unterleib; Symptome zeigen sich innerhalb weniger Stunden nach der Infektion
Dauer: ca. 1 Woche; je früher man etwas unternimmt, desto schneller vergeht sie
Mögliche Komplikationen: Eine verschleppte Entzündung kann zum Beispiel die Nieren angreifen.

Durchspülungskur

Es lohnt sich, bereits bei den ersten Anzeichen für eine Blasenentzündung gegenzusteuern – mit viel Kräutertee, der die Harnmenge gezielt erhöht.

Mit Kräutertee nehmen Sie nicht nur viel Flüssigkeit auf – viele pflanzliche Inhaltsstoffe wirken zudem keimmindernd. Ist der Infekt sehr hartnäckig und die Keimzahl im Urin sehr hoch bei zusätzlich Fieber, kann eine Durchspülungstherapie Antibiotika zwar manchmal nicht ersetzen, sie ist aber auch dann eine wertvolle Unterstützung.
Um häufig wiederkehrenden Harnwegsinfekten vorzubeugen, empfiehlt sich eine vierwöchige Kur in einer beschwerdefreien Phase. Länger sollte sie nicht dauern, um Gewöhnungseffekte zu vermeiden. Vorsicht: Bei Herzinsuffizienz, Nieren- oder Leberentzündung können entwässernde Tees gefährlich werden. Sprechen Sie daher vor der Anwendung mit Ihrer Ärztin oder Ihrem Arzt.

DIE TOP TEN

Diese Pflanzen eignen sich aufgrund ihrer harntreibenden und krampflösenden Wirkung besonders gut für eine Durchspülungskur:

- *Birkenblätter*
- *Brennnessel*
- *Ackerschachtelhalm (Zinnkraut)*
- *Bärentraubenblätter*
- *Goldrute*
- *Hauhechelwurzel*
- *Löwenzahn*
- *Orthosiphonblätter (Katzenbart)*
- *Tausendgüldenkraut*
- *Liebstöckelwurzel*

GRUNDREZEPT

1 Esslöffel getrocknetes Kraut (eines oder mehrere, es gibt auch viele gute Mischungen in der Apotheke) mit einer Tasse kochendem Wasser übergießen, 10 Minuten abgedeckt ziehen lassen und danach abseihen. 3- bis 4-mal täglich eine Tasse davon trinken.

Tipp

Während der Durchspülungskur zusätzlich unbedingt genug trinken – neben den Tees mindestens noch weitere 2 Liter Wasser pro Tag, am besten mit D-Mannose (siehe Seite 126).

KARTOFFELAUFLAGE

Fördert die lokale Durchblutung und wirkt dadurch entkrampfend – hilft auch bei anderen Unterleibsbeschwerden

Für 1 Anwendung •
15 Min. Zubereitung

5–7 frisch gekochte, heiße Pellkartoffeln
Außerdem: Küchenhandtuch, Nudelholz, Decke

1. Die noch heißen Kartoffeln auf einem Küchenhandtuch verteilen und grob zerquetschen. Die Ränder des Tuchs über die Kartoffeln zu einem Päckchen zusammenschlagen.
2. Mehrmals mit einem Nudelholz oder einer Flasche über die Kartoffeln rollen.
3. Die Auflage kurz auf eine angenehme Temperatur abkühlen lassen (ca. 40 °C). Ist sie zu heiß, kann das den Schmerz bei entzündlichen Prozessen noch verstärken oder die Haut verbrennen.

Anwendung Legen Sie sich ins Bett oder Sofa, platzieren Sie die angenehm warme Auflage auf den Unterleib, kuscheln Sie sich in eine warme Decke und lassen die Auflage ca. 20 Min. wirken.

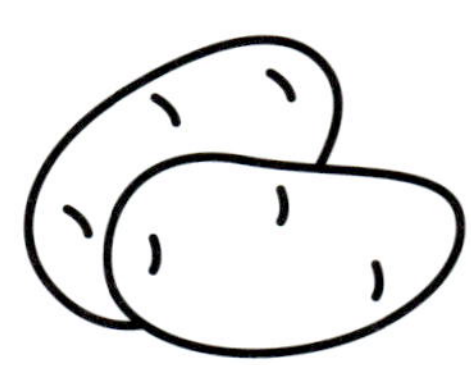

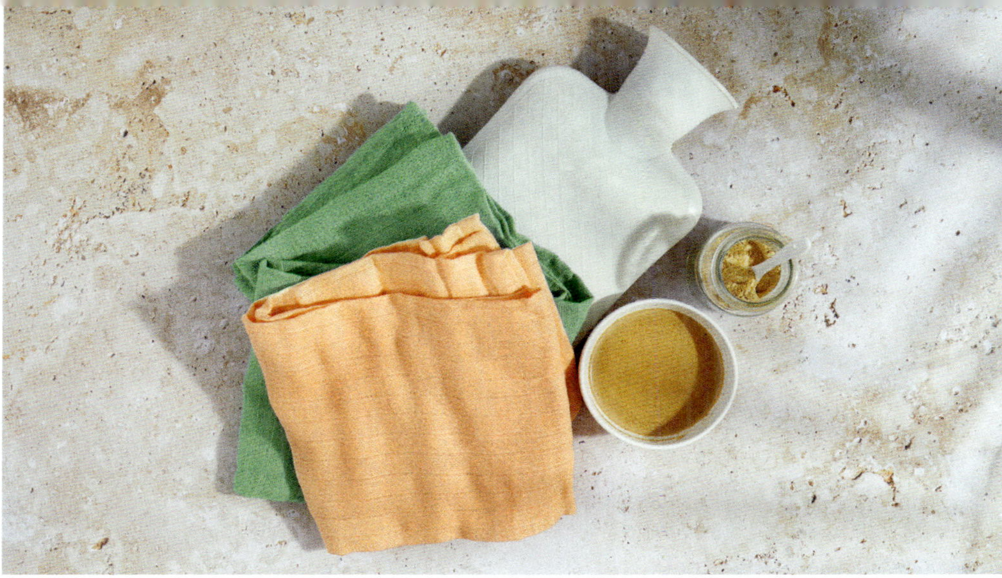

INGWER-NIERENWICKEL

Steigert die Durchblutung im Nierenbereich und erhöht dadurch die Ausscheidung der Keime über den Urin

Für 1 Anwendung • 5 Min. Zubereitung

---

2 EL Ingwerpulver
Außerdem: 2 große Baumwolltücher und 1 kleineres Tuch, Wollschal, Wärmflasche, Schüssel

---

1. Den Schal und die beiden großen Tücher in Nierenhöhe auf dem Bett auslegen und mit einer Wärmflasche anwärmen.
2. 300 ml Wasser auf 60 °C erhitzen. In einer Schüssel mit dem Ingwerpulver verrühren. Die Schüssel ans Bett stellen.
3. Das kleinere Tuch so falten, dass es über beide Nieren reicht. In das Ingwerwasser tauchen und gut auswringen.

Anwendung Die Wärmflasche entfernen, auf die Tücher legen und die Ingwerauflage in der Nierenregion platzieren. Die beiden Tücher und den Schal straff um den Körper schlagen und den Wickel zugedeckt ca. 30 Min. wirken lassen. Anschließend noch eine Weile nachruhen. Im Akutfall täglich wiederholen. Nicht anwenden bei Fieber oder Niereninsuffizienz.

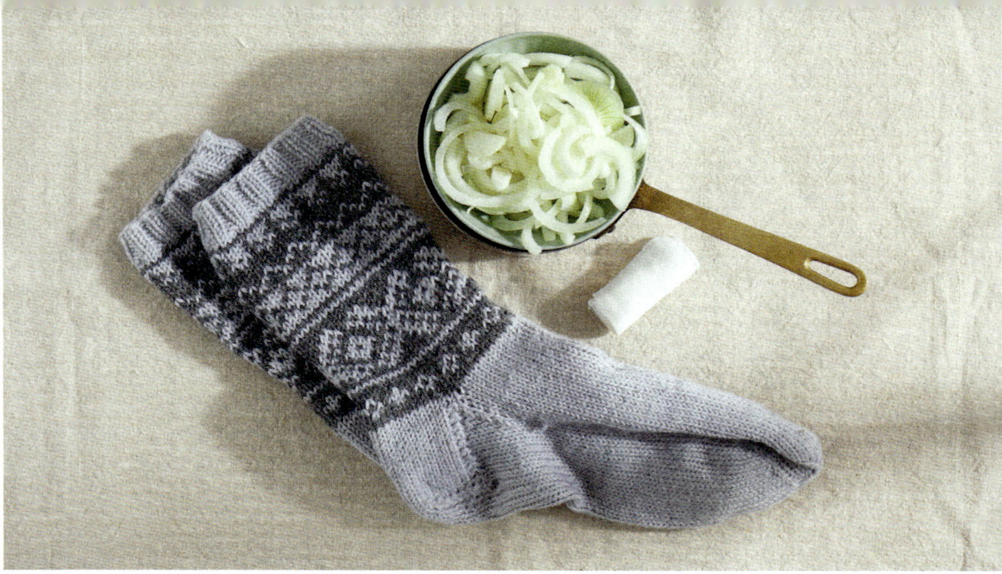

ZWIEBELSOCKEN

Die ätherischen Öle des Zwiebelsaftes reizen die Haut leicht, was die Durchblutung angeregt. Über Reflexbahnen sorgt das für eine Erwärmung des restlichen Körpers und eine stärkere Durchblutung der Schleimhäute der Blase.

Für 1 Anwendung • 10 Min. Zubereitung

---

1 Zwiebel
Außerdem: Messer, Topf mit Deckel, evtl. Mullbinde, Wollsocken

---

1. Die Zwiebel schälen und in Scheiben schneiden.
2. Auf einem umgedrehten Topfdeckel über einem heißen Wasserbad erwärmen.

Anwendung Die warmen Zwiebelscheiben auf die nackten Fußsohlen legen und eventuell mit einer Mullbinde fixieren. In dicke Wollsocken schlüpfen. Mindestens 30 Min., noch besser über Nacht einwirken lassen. Täglich wiederholen, bis die Beschwerden abklingen.

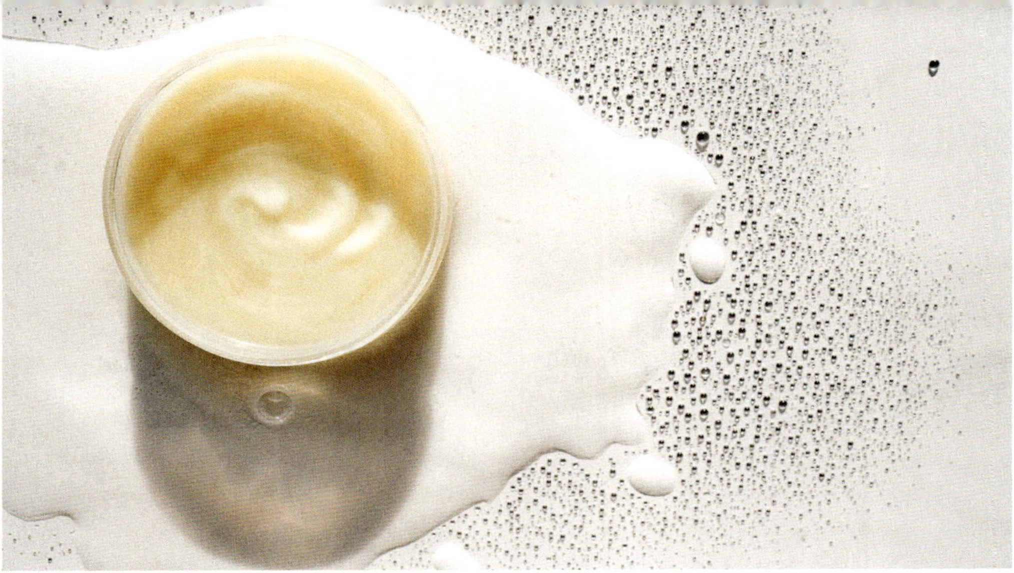

CAJEPUT-BAD

Cajeput enthält unter anderem Cineol, das die Blase beruhigt und Keime abtötet. Ideal für ein warmes Halb- oder Vollbad.

Für 1 Anwendung • 5 Min. Zubereitung

5 Tropfen ätherisches Cajeputöl • etwas Sahne
Außerdem: Tasse, Löffel

1. Die Wanne für ein Vollbad mit warmem Wasser füllen.
2. In einer Tasse das Cajeputöl mit Sahne verrühren. Die Mischung ins Badewasser geben und kurz mit der Hand durchwirbeln.

Anwendung Ca. 20 Min. baden und sich an der Wärme und dem Duft erfreuen. Danach noch 30 Min. ruhen oder direkt ins Bett gehen.

Was sonst noch hilft

D-MANNOSE

Der natürliche Mehrfachzucker D-Mannose (gibt's in der Apotheke) hilft zu verhindern, dass die Keime es sich an der Blasenwand gemütlich machen. Einfach nach Packungsbeilage mit Wasser mischen, am besten gleich bei Beschwerdebeginn mehrere große Gläser davon trinken.

ZWIEBELN UND KOHL

In Zwiebeln, Knoblauch, Meerrettich, Rettich und Kohl stecken jede Menge Senföle. Diese sekundären Pflanzenstoffe wirken beinahe wie pflanzliche Antibiotika. Es lohnt sich, bei einer Blasenentzündung reichlich davon zu essen.

PROPOLIS-TINKTUR

Die Tinktur aus Propolis (»Bienenharz«; gibt's in der Apotheke oder direkt beim Imker) desinfiziert die Blase von innen und »reinigt« sie so von Bakterien. 3-mal täglich je 10 Tropfen (eventuell mit etwas Honig mischen) einnehmen. Und dazu viel trinken, um die Bakterien auszuschwemmen.

SPARGEL

Die Asparaginsäure im Spargel wirkt harntreibend. Hat das Gemüse also gerade Saison, essen Sie doch einfach zweimal in der Woche einen Bund – schön über den Tag verteilt. Am besten schütten Sie das Kochwasser nicht weg, sondern trinken es wie einen Tee. Denn ein Teil der Asparaginsäure gelangt beim Kochen auch ins Wasser. Ob weißer oder grüner Spargel, das ist übrigens egal.

ZUCKERFREI

Zucker ist DAS Lieblingsfutter krank machender Bakterien. Deshalb lieber Finger weg. Das gilt auch für andere schnell verfügbaren Kohlenhydrate wie Weißmehl – und vor allem, wenn Sie unter wiederkehrenden Blasenentzündungen leiden. Wer Zucker einspart, verwehrt den Keimen die »kuscheligen« Wachstumsbedingen.

CRANBERRYSAFT ZUR VORBEUGUNG

Ein Glas (250 Milliliter) Cranberrysaft am Tag kann Wunder wirken, was vermutlich an den in den Beeren enthaltenen Proanthocyanidinen liegt, einer Untergruppe der Polyphenole. Sie sollen wie D-Mannose verhindern, dass sich Bakterien einnisten und vermehren. Erste Studien bestätigen die Wirksamkeit.[35]
Wem der Saft zu sauer ist (auf zuckerfreie Varianten achten!), kann selbst Cranberryhonig zubereiten, bei dem noch die entzündungshemmende Wirkung von Honig dazukommt. 250 Gramm Cranberrys (frisch oder TK) in wenig Wasser aufkochen, bis sie aufplatzen. Abkühlen lassen. Wenn die Beeren nur noch lauwarm sind, 250 Gramm Honig unterrühren und die Mischung in saubere Schraubgläser füllen. Der Cranberryhonig hält sich im Kühlschrank 4–6 Wochen und schmeckt als Brotaufstrich oder zu Quark.

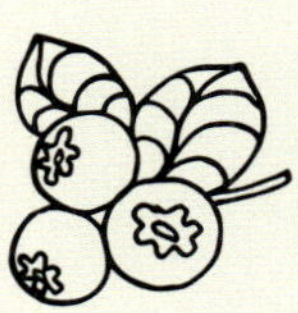

SOLE-SITZBÄDER

Sole-Sitzbäder helfen bei Blasenentzündungen, aber auch bei trockener Scheide, Pilz- und Bakterieninfektionen sowie juckendem oder brennendem Ausfluss – am besten täglich angewandt, zumindest aber jeden zweiten Tag. Das Salz tötet die Pilze und Keime beziehungsweise hemmt ihr Wachstum. Die Schleimhaut kann wieder regenerieren.
Für ein Sitzbad lassen Sie ca. 50 Liter 36–38 °C warmes Wasser in die Wanne laufen (die Nierengegend soll bedeckt sein). 500 Gramm Salz darin auflösen und ca. 20 Minuten darin baden. Danach abtrocknen und noch etwas nachruhen.

Trockene, juckende Haut und Ausschlag

Wenn die Barrierefunktion der Haut im wahrsten Sinn des Wortes aus den Fugen gerät, wird die Haut immer trockener und schuppiger. Das erleichtert es Erregern, sich gleich vor Ort einzunisten, und es kommt zu Ausschlägen und Entzündungen.
Auch fehlgeleitete und überschießende Reaktionen des Immunsystems (siehe Seite 34 f.) können sich im Hautbild zeigen und Ausschläge verursachen, so wie zum Beispiel bei einer Allergie oder bei Neurodermitis. Infektionskrankheiten können ebenfalls mit Hautproblemen einhergehen, so wie Herpes. Und natürlich lässt sich an unserer Haut auch ablesen, wie es innen in uns aussieht – Stichwort Stress.[36]
Egal, was die Reaktion letztlich verursacht: Sehr oft juckt die Haut dann, rötet sich oder entzündet sich sogar. Zumindest dagegen gibt es verlässliche Hilfe aus der Naturapotheke.

RED FLAG

Bei wiederkehrenden Ausschlägen und Ekzemen sollten Sie beim Arzt einmal die Ursache abklären lassen.

SUPERFOOD FÜR DIE HAUT

Lebensmittel mit entzündungshemmenden Inhaltsstoffen unterstützen die Heilung der angegriffenen Haut von innen. Insbesondere freut sich die Haut über Alpha-Linolensäure, die natürliche Variante der Omega-3-Fettsäuren (siehe Seite 43) und Vitamin E. In Nüssen und Ölsaaten sowie den daraus gewonnenen Ölen steckt gleich beides! Am besten nehmen Sie daher täglich 2 Esslöffel Lein- oder Walnussöl beziehungsweise 2 Esslöffel geschrotete Leinsamen oder gehackte Walnusskerne zu sich – im Salat, mit Quark oder einfach pur.

Bäder

Prinzipiell gilt bei trockener Haut ja: Kurzes Duschen ist besser als langes Wannenbaden. Aber keine Regel ohne Ausnahme. Die richtigen Badezusätze helfen durchaus, den Juckreiz zu lindern und Entzündungen abklingen zu lassen.

HAFERKLEIE-BAD

Antioxidative, entzündungshemmende und wundheilende Stoffe in der äußeren Schicht des Haferkorns beruhigen gereizte Haut.
100 Gramm Haferkleie in eine Baumwollsocke geben und mit einem Haushaltsgummi oder -clip verschließen. Die Socke in die gefüllte Wanne legen. 15–20 Minuten baden, dabei die Socke immer wieder mal vorsichtig ausdrücken und damit wie mit einem Waschlappen über die Haut streichen. 2-mal wöchentlich.

KLEOPATRA-BAD

Dieses wohltuende Bad bindet die Feuchtigkeit in der Haut, wirkt antibakteriell und desinfizierend und unterstützt die Regeneration des natürlichen Säureschutzmantels.
400 Gramm Salz in der mit 36–38 °C warmem Wasser gefüllten Wanne auflösen. 4 Esslöffel Honig, 1 Liter Vollmilch und 2–3 Esslöffel Olivenöl dazugeben und alles mit der Hand verteilen. Ca. 20 Minuten baden.

BAD MIT KARTOFFELSTÄRKE

Auch dieses Bad sorgt bei juckender Haut für Linderung. Denn Kartoffeln – und damit auch die aus ihnen gewonnenen Stärke – sind reich an Kupfer, Zink und Schwefel, die entzündungshemmend und wundheilend wirken.
500 Gramm Kartoffelstärke mit ein paar Tassen kaltem Wasser glatt rühren. Die Mischung ins Badewasser gießen und ca. 20 Minuten baden – am besten 2- bis 3-mal wöchentlich.

Tipp

Bei trockener Haut nicht zu heiß baden, denn zu heißes Wasser trocknet die Haut zusätzlich aus. Ideal ist eine Wassertemperatur zwischen 37 und 38 °C. Nach dem Baden das Wasser nur mit den Händen abstreifen und die Haut (im Warmen) an der Luft trocknen lassen. Allenfalls vorsichtig trocken tupfen, aber nicht rubbeln.

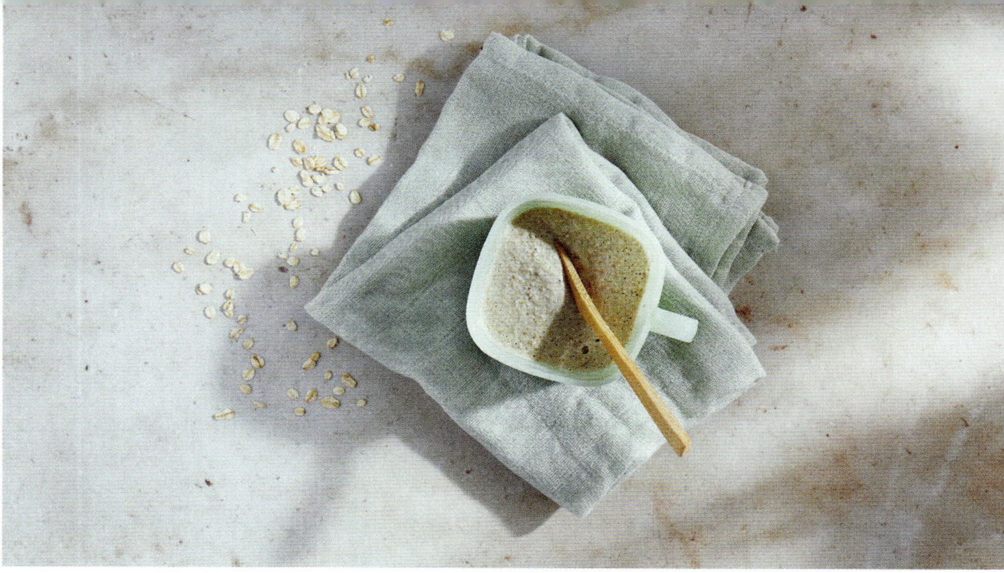

HAFERFLOCKEN-AUFLAGE

Beruhigt gereizte Haut

Für 1 Anwendung • 5 Min. Zubereitung

1 Handvoll Haferflocken
Außerdem: Mixer, Tasse, dünnes Baumwolltuch, Handtuch

1. Die Haferflocken im Mixer zerkleinern und mit 1 Tasse lauwarmem Wasser verrühren.
2. Den Brei auf ein dünnes Baumwolltuch geben und die Seiten darüberschlagen, damit ein Päckchen entsteht.

Anwendung Die Auflage auf die betroffene Hautpartie legen, mit einem Handtuch abdecken und ca. 30 Min. einwirken lassen. Täglich wiederholen, bis die Reizung abklingt.

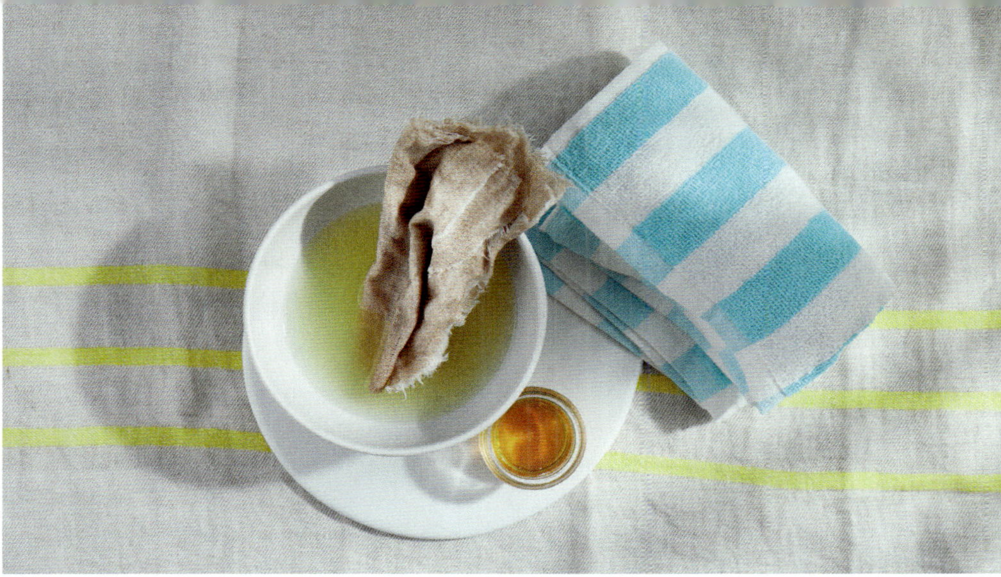

HONIG-MOLKE-AUFLAGE

Wirkt keim- und entzündungshemmend sowie beruhigend, regeneriert den Säureschutzmantel und stärkt die Barrierefunktion der Haut

Für 1 Anwendung • 5 Min. Zubereitung

---

250 ml Molke • 1 EL Honig
Außerdem: Schüssel, dünnes Baumwolltuch, Handtuch oder Schal

---

1. Die Molke in einer Schüssel mit dem Honig verrühren.

Anwendung Ein dünnes Baumwolltuch in die Molke tauchen, leicht auswringen und auf die betroffene Hautstelle legen. Die Auflage mit einem Handtuch abdecken beziehungsweise mit einem Schal fixieren und ca. 10 Min. einwirken lassen. Täglich wiederholen, bis sich das Hautbild verbessert.

HONIG-OLIVENÖL-BIENENWACHS-SALBE

Gegen Ekzeme

Für 100 g • 15 Min. Zubereitung

50 g kalt gepresstes Olivenöl • 25 g Bienenwachs (aus der Apotheke oder dem Internet • 25 g Honig
Außerdem: Schälchen, Top, Löffel, Schraubglas oder Cremetiegel

1. Olivenöl und Bienenwachs in ein Schälchen geben und die Mischung über dem heißen Wasserbad schmelzen lassen. Anschließend unter Rühren lauwarm werden lassen (ca. 40 °C).
2. Den Honig unterrühren und die Salbe in ein sauberes Schraubglas oder einen Cremetiegel füllen. Sie hält bei Zimmertemperatur ca. 3 Monate.

Anwendung 1– bis 3-mal täglich auftragen.

BLITZTIPP AVOCADOÖL

Keine Zeit, selbst eine Creme oder Salbe anzurühren? Dann versuchen Sie es doch mal mit Avocadoöl. Im Akutfall bei Entzündungen oder auch zur täglichen Pflege trockener Haut die betroffenen Stellen wiederholt damit einreiben.

Herpes

Wer sich einmal mit Herpes-simplex-Viren infiziert hat, wird sie leider nie mehr los. Wird ein ausbrechender Herpes frühzeitig behandelt, kann man den Verlauf jedoch mildern.

SCHNELLE HILFE BEI HERPES

Die schmerzhaften Bläschen, bevorzugt an der Lippe, werden von Herpes-simplex-Viren vom Typ 1 (im Genitalbereich meist von Typ 2) ausgelöst. Immerhin schlummern die Viren meist im Verborgenen und wachen nur auf, wenn das Immunsystem geschwächt ist. Deshalb schützt alles, was das Immunsystem stärkt, automatisch auch vor Herpes. Bricht er doch aus, hilft Folgendes:

- *Solange noch kein Bläschen zu sehen sind, Sie aber schon das bekannte Kribbeln und Spannen spüren, hat sich Knoblauch bewährt; das Allicin in der Knolle wirkt antiviral: 1 Knoblauchzehe halbieren, leicht andrücken, bis etwas Saft austritt, und damit die betroffene Partie betupfen. Mehrmals täglich wiederholen.*
- *Sobald es zu kribbeln beginnt, aber auch wenn schon Bläschen zu sehen sind, betupfen Sie die Partie stündlich mit konzentrierter Solelösung (26-prozentig). Das desinfiziert, entzieht den Bläschen Feuchtigkeit und hindert die Viren daran, sich weiter zu vermehren.*
- *Alternativ können Sie die lästigen Bläschen auch mehrmals täglich mit Ingweröl betupfen, bis sie eintrocknen.*

SOLELÖSUNG HERSTELLEN

Für die Solelösung 30 Gramm Salz oder einen Salzbrocken (Reformhaus, Bioladen) in ein sauberes kleines Schraubglas geben und mit 100 Milliliter stillem mineralarmem Wasser oder Leitungswasser auffüllen. Nach ca. 1 Stunde hat sich das meiste Salz aufgelöst beziehungsweise ist der Brocken kleiner geworden, der Rest bleibt unaufgelöst auf dem Glasboden zurück. Das ist das Zeichen dafür, dass die Konzentration stimmt und sich so viel Salz wie möglich in Lösung begeben hat. Jetzt ist die Sole unbegrenzt haltbar, weil sie komplett keimfrei ist.
Sie können nach Bedarf immer wieder neues Wasser auffüllen. Solange weiter Salzreste vorhanden sind, ist die Sole konzentriert genug. Ansonsten geben Sie einfach neues Salz ins Wasser.

Gesundheit beginnt im Darm

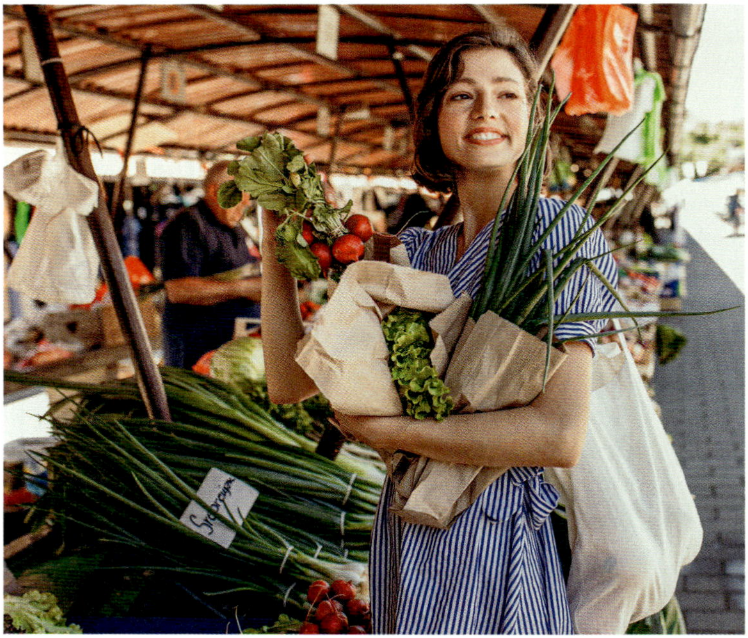

Lange hat sich niemand so recht für den Darm und das, was so alles in ihm los ist, interessiert. Das ist seit einigen Jahren anders. Denn man hat erkannt, dass ein gesunder Darm insgesamt gesund erhält. Verantwortlich dafür sind zu einem großen Teil die winzigen Lebewesen, die ihn besiedeln. Diese Mikroben ha-

ben einen erheblichen Einfluss darauf, wie es uns geht. Sie wirken nämlich bei Weitem nicht nur auf unsere Verdauung ein, sondern beeinflussen Nahrungsmittelallergien und -unverträglichkeiten, Adipositas und Diabetes sowie Neurodermitis und andere Autoimmunerkrankungen. Über die Darm-Hirn-Achse kommunizieren sie sogar direkt mit unserem Gehirn und beeinflussen dadurch unsere Stimmung und unsere psychische Verfassung.
Auch für ein starkes Immunsystem braucht es eine gesunde Darmflora. Denn die guten Darmbakterien

- *versorgen die Darmzellen mit Nährstoffen und sichern so die intakte Barrierefunktion,*
- *trainieren und stimulieren das Immunsystem,*
- *halten krank machende Keime in Schach,*
- *produzieren zum Teil selbst antibakterielle Stoffe oder*
- *aktivieren die Bildung körpereigener Abwehrstoffe (Zytokine, Antikörper), sind also direkt beteiligt an der Immunabwehr.*

Sie ahnen es vermutlich schon: Das alles funktioniert nur, solange auch genug gute Darmbakterien vorhanden sind. Je mehr schlechte Darmbakterien sich ausbreiten, desto stärker beginnt das ganze Abwehrsystem im Darm zu wackeln. Die Barrierefunktion des Darms wird geschwächt, die Darmschleimhaut entzündet sich, unvollständig verdaute Nahrungsbestandteile, Bakterien oder andere Fremdstoffe können in die Blutbahn gelangen. All das stresst das Immunsystem gehörig. Zum Glück haben wir es aber zu einem großen Teil selbst in der Hand, wer es sich in unserem Darm gemütlich macht – über unseren Lebensstil und vor allem über unsere Ernäh-

ORGAN IM ORGAN

Im sauren Milieu des Magens und der oberen Dünndarmabschnitte siedeln nur wenige Bakterienarten. Das ist im Dickdarm anders: Hier ist der pH-Wert höher, das Milieu also basisch, und das mögen viele Mikroben. Deswegen leben hier gleich mehrere Billionen Bakterien, was ungefähr der Anzahl unserer Körperzellen entspricht. Zusammen bilden sie das Darmmikrobiom, das heute als ein eigenständiges Organ angesehen wird. Ein äußerst vielfältiges übrigens. 1000 verschiedenen Bakterienarten wurden bisher identifiziert, mindestens 160 davon finden sich im Darm jedes Menschen.[37]

rung. Schließlich nährt das, was wir essen, auch unsere winzigen Mitbewohner. Dabei gilt oft: Was die einen mögen, schmeckt den anderen nicht – und umgekehrt.
Und jetzt kommt die bittere Wahrheit: Auf das, was unseren westlichen Ernährungsstil ausmacht – viel Fleisch, Wurst, Weißbrot, Süßes, Softdrinks, industriell verarbeitete Lebensmitteln und Fertigprodukte –, fahren leider nur die schlechten Bakterien ab. Wer sich hauptsächlich so ernährt, lässt die guten Bakterien am ausgestreckten Arm verhungern, während sich die schlechten munter ihre Bäuche vollschlagen, mehr und mehr andere Arten verdrängen und das empfindliche Milieu zum Kippen bringen (Dysbiose).
Zum Glück funktioniert dieser Mechanismus aber auch in die entgegengesetzte Richtung: Mit dem, was den guten Darmbakterien schmeckt und was die Artenvielfalt fördert, können die schlechten wenig anfangen. Also: Worauf kommt es an?

DAS SCHADET DEN GUTEN DARMBAKTERIEN

- *Zucker und andere schnell verdauliche Kohlenhydrate*
- *zu viel Fleisch und Wurst*
- *Fast Food und Fertigmahlzeiten*
- *künstliche Süßstoffe*
- *Zusatzstoffe wie Emulgatoren, Aromen, Verdickungsmittel, Geschmacksverstärker, Konservierungsstoffe*
- *Alkohol*
- *Rauchen*
- *Dauerstress*

Futter für den Darm

Damit alle Stoffwechselvorgänge in unserem Körper optimal ablaufen, brauchen unsere Zellen ausreichend Energie, die wir ihnen mit der Nahrung zuführen. Kohlenhydrate, Eiweiße und Fette werden im Darm in ihre Bestandteile zerlegt und gelangen durch die Darmwand in die Blutbahn und von dort überall hin, wo sie benötigt werden. Neben den reinen Baustoffen sind aber noch viele andere Nährstoffe notwendig, die zwar keine Energie liefern, aber an vielen Vorgänge im Körper beteiligt sind oder sie gar steuern, etwa Vitamine und Mineralstoffe. Einige davon tragen maßgeblich auch zu einem starken Immunsystem bei (siehe Seite 66–68).
Die guten Darmbakterien dagegen brauchen vor allem einen Nahrungsbestandteil, mit

dem unser eigener Stoffwechsel eher wenig anfangen kann: Ballaststoffe. Die gehören zwar auch zur Gruppe der Kohlenhydrate, doch anders als zum Beispiel aus Glukose oder Fruktose kann unser Körper kaum Energie aus ihnen gewinnen. Statt ins Blut wandern sie also nahezu unverdaut vom Dünn- in den Dickdarm – zur großen Freude der Mikroben.

UNLÖSLICHE UND LÖSLICHE BALLASTSTOFFE

Ballaststoffe können unterschiedlich viel Flüssigkeit binden und werden deswegen in unlösliche und lösliche unterschieden.

Unlösliche Ballaststoffe

Die unlöslichen Ballaststoffe binden vor allem im Darm Wasser und sorgen so für Masse, was die Darmpassage beschleunigt und den Stuhl lockert. Das beugt Verstopfung und Hämorrhoiden vor. Nebenbei wird der Darm gleich noch richtig durchgeputzt, das schützt ihn vor Entzündungen (Divertikulitis). Das Darmkrebsrisiko sinkt ebenfalls.
Zu den unlöslichen Ballaststoffen zählen:

- *Zellulose in Getreide, Hülsenfrüchten, Nüssen und Mandeln*
- *Hemizellulose in Vollkorngetreide, Gerste und Hülsenfrüchten*
- *Lignin in den Schalen von Getreidekörnern, Obstkernen, Fäden bei grünen Bohnen*

Lösliche Ballaststoffe und Präbiotika

Lösliche Ballaststoffe binden reichlich Flüssigkeit und bewirken damit ein starkes Sättigungsgefühl. Im Dünndarm nehmen sie Einfluss auf den Fett- und Zuckerstoffwechsel, etwa indem sie die die körpereigene Cholesterinbildung hemmen und Blutzuckerspitzen reduzieren. Damit schützen Sie zum Beispiel vor Adipositas, Diabetes, Arteriosklerose und Herzinfarkt.
Einige der löslichen Ballaststoffe dienen außerdem den Mikroben im Darm als Nahrung. Sie werden Präbiotika genannt.
Vor allem die guten, gesundheitsfördernden Bifido- und Milchsäurebakterien lieben Präbiotika. Damit lässt sich also ganz gezielt deren Wachstum fördern – und im Gegenzug werden krank machende Bakterienstämme daran gehindert, sich auszubreiten.
Einige Darmbakterien gewinnen aus den Ballaststoffen Vitamin K oder verschiedene B-Vitamine. Daneben entstehen bei der Verarbeitung noch viele weitere gesundheitsfördernde Stoffe, beispielsweise die kurzkettigen Fettsäuren Propionsäure (Propionat) und Buttersäure (Butyrat), die wichtig sind für die Darmgesundheit und die Regulierung des Immunsystems. Beide wirken Entzündungen entgegen und regulieren die Immunabwehr mit. Darüber hinaus kurbeln sie die Durchblutung der Darmwand an. Und Butyrat ist auch deshalb für eine intakte Darmschleim-

haut unentbehrlich, weil es spezielle Proteine festigt, die die Schleimhautzellen miteinander verhaken (Tight Junctions).

Gute Darmbakterien füttern

Die Zahl der guten Darmbakterien lässt sich ebenso steuern wie die Menge der gesundheitsfördernden und immunstärkenden Stoffe, die sie produzieren. Sie müssen nur Ihre Ernährung an ihre Bedürfnisse anpassen. Das heißt vor allem: mehr faserreiche, ballaststoffhaltige Kost. Oder anders formuliert: Mit der richtigen Ernährung kann man den Darm und damit das Immunsystem bei bester Laune halten. Denn alles, was dem Darm guttut, stärkt auch die Abwehrkräfte. Zu den wichtigsten Präbiotika zählen:

- *Pektin in Möhren, Obst(schalen), besonders Äpfeln und Quitten, Leinsamen*
- *Inulin in Topinambur, Wurzelgemüse (wie Schwarzwurzeln, Maniokwurzeln, Zichorienwurzeln), Artischocken, Chicorée, Zwiebelgewächsen, Spargel sowie in geringeren Mengen auch in Hafer, Bananen, Weizenkleie und Roggenmehl*
- *Oligofruktose in Chicorée, Zwiebeln, Knoblauch, Bananen, Roggen*
- *Beta-Glukane in Hafer und Gerste*

RESISTENTE STÄRKE

Eine Spezialform der Präbiotika ist die resistente Stärke. Sie findet sich natürlicherweise nur in wenigen Lebensmitteln, zum Beispiel in Hülsenfrüchten, geschrotetem Getreide oder unreifen Bananen. Dafür kann man sie aber ganz einfach selbst produzieren. Dazu muss man stärkehaltige Nahrungsmittel wie Kartoffeln, Nudeln oder Reis nach dem Kochen nur mindestens 12 Stunden stehen lassen, bevor man sie isst. Durch das Abkühlen wird ein chemischer Prozess in Gang gesetzt, der die an sich gut verwertbare Stärke in diesen Nahrungsmitteln für den Körper so gut wie unverdaulich macht. Nur die Darmbakterien können sie jetzt noch »knacken«. Dafür ist es im Übrigen egal, ob Sie Kartoffeln und Co. am nächsten Tag kalt essen, zum Beispiel als Salat, oder ob Sie sie noch einmal aufwärmen. Einmal resistente Stärke, immer resistente Stärke!

WIE VIELE BALLASTSTOFFE SIND GENUG?

30 Gramm Ballaststoffe am Tag. So lautet die Empfehlung der Deutschen Gesellschaft für Ernährung (DGE). Das klingt gar nicht so viel. Und trotzdem liegt der tatsächliche Pro-Kopf-Verbrauch mehr als ein Drittel darunter. Frauen schaffen im Durchschnitt gerade mal 18 Gramm, Männer 19 Gramm. Da ist also durchaus noch Luft nach oben.
Aber Vorsicht: Wer bisher eher wenig Ballaststoffe gegessen hat, sollte es langsam angehen. Denn der Darm muss sich erst an die

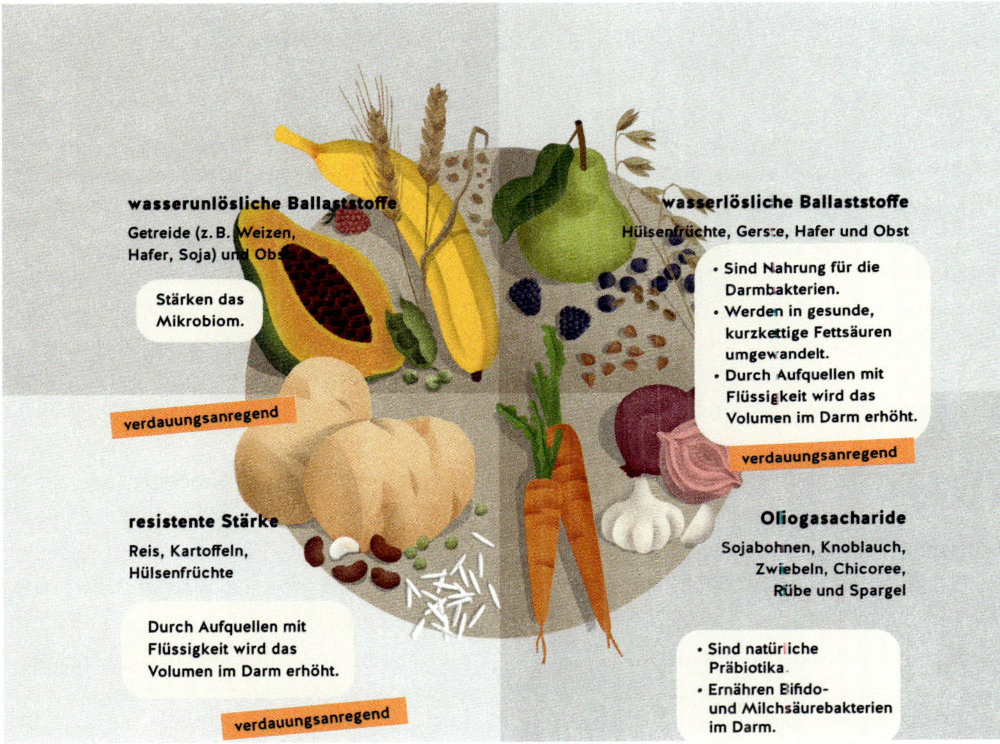
wasserunlösliche Ballaststoffe
Getreide (z. B. Weizen, Hafer, Soja) und Obst
Stärken das Mikrobiom.
verdauungsanregend
wasserlösliche Ballaststoffe
Hülsenfrüchte, Gerste, Hafer und Obst
• Sind Nahrung für die Darmbakterien.
• Werden in gesunde, kurzkettige Fettsäuren umgewandelt.
• Durch Aufquellen mit Flüssigkeit wird das Volumen im Darm erhöht.
verdauungsanregend
resistente Stärke
Reis, Kartoffeln, Hülsenfrüchte
Durch Aufquellen mit Flüssigkeit wird das Volumen im Darm erhöht.
verdauungsanregend
Oligosacharide
Sojabohnen, Knoblauch, Zwiebeln, Chicoree, Rübe und Spargel
• Sind natürliche Präbiotika.
• Ernähren Bifido- und Milchsäurebakterien im Darm.

Arten und Vorkommen von Ballaststoffen

neue Ernährungsweise gewöhnen, sonst reagiert er mit Blähungen, Bauchschmerzen, Druck- und Völlegefühl.
Am besten beginnen Sie auch nicht gleich mit Ballaststoffbomben wie Hülsenfrüchten oder Kohl, sondern mit gut verträglichen Gemüsearten wie Kartoffeln oder Möhren. Generell ist gedünstetes Gemüse verträglicher als Rohkost. Auch pürierte Gemüsesuppen sind gut, weil die Fasern schon zerkleinert wurden, wodurch das Gemüse leichter verdaulich wird. Beim Brot greifen Sie erst zu fein gemahlenem Vollkornbrot, satt zu grobkörnigem. Oder Sie wählen zumindest Roggen- statt Weizenbrot.
Auf jeden Fall müssen Sie ausreichend trinken, damit die Ballaststoffe gut quellen können: 1,5 bis 2 Liter am Tag.

Probiotika

Neben Präbiotika gibt es noch etwas, das das Mikrobiom im Darm gesund erhält: Probiotika.
Probiotika sind keine Ballaststoffe, auch wenn sie oft mit diesen in einen Topf geworfen werden. Es sind Lebensmittel, die Bakterien, Hefen oder Edelschimmel enthalten, also lebende Mikroorganismen, die auch von Natur aus in unserem Darm vorkommen und dort zur Artenvielfalt beitragen. Allein ca. 400 probiotische Bakterien kennt man bisher, darunter so bekannte wie Laktobazillen oder Bifidobakterien. Ihre Population lässt sich noch steigern, indem man Probiotika zu sich nimmt. Dazu muss man nicht zu Kapseln oder Pulvern aus der Apotheke greifen. Auch viele naturbelassene Nahrungsmittel haben eine probiotische Wirkung, so wie zum Beispiel:

- *Milchsauer vergorenes Gemüse wie Sauerkraut, Kimchi, Rote Bete oder Gurken*
- *Milchprodukte wie Naturjoghurt, Buttermilch, Kefir, Lassi, Ayran. Dickmilch, saure Sahne*
- *Käsesorten wie Cheddar, Parmesan, Greyerzer, Bergkäse, Rohmilch-Blauschimmelkäse, Mozzarella*
- *Fermentierte Sojaprodukte wie Miso, Tempeh, fermentierter Tofu, Sojajoghurt*
- *Gärgetränke wie Brottrunk, Kombucha*
- *Sauerteigbrote*

Der regelmäßige und reichliche Verzehr dieser Lebensmittel wirkt sich schnell positiv auf den gesamten Organismus aus: Wie Wissenschaftler der Stanford University zeigen konnten, steigt bereits nach zehn Wochen die Artenvielfalt im Darm sowie die Schlagkraft des Immunsystems – und im Gegenzug sinkt die Zahl der Entzündungsbotenstoffe im Blut.[38]
Allerdings heißt es gerade bei Gemüse: Nicht alles was sauer ist, ist automatisch auch probiotisch. So ist zum Beispiel pasteurisierte Ware völlig »leblos«. Genauso sind die meisten im Handel erhältlichen Pickles einfach nur in Essig sauer eingelegt. Nur milchsauer vergorenes – fermentiertes – Gemüse wie Salzgurken enthalten Probiotika. Wenn Sie also im Handel nicht fündig werden, rate ich zum Selbstmachen. Auf der folgenden Seite wird beschrieben, wie es geht.

Fermentieren

In der eigenen Küche Gemüse zu fermentieren, ist gar nicht schwierig. Denn es liefert die »Starterkultur« gleich mit – in Form der Milchsäurebakterien, die natürlicherweise auf der Oberfläche der Gemüse vorhanden sind und sich im Lauf der Haltbarmachung/Gärung fleißig vermehren.

SO GEHT'S

Das Gemüse putzen, waschen, evtl. schälen und in Streifen beziehungsweise Scheiben hobeln oder schneiden. In eine Schüssel geben, mit Salz bestreuen und mindestens 5 Minuten mit einem Stößel stampfen oder mit sauberen Händen kneten, bis Flüssigkeit austritt. Anschließend 3–4 Stunden bei Zimmertemperatur stehen lassen.

Das Gemüse in einem Sieb abtropfen lassen, dabei die entstandene Flüssigkeit auffangen. Gemüse bis zum Rand in ein sauberes Einmachglas füllen. Dabei mit einem Löffel immer wieder schön festdrücken. Die aufgefangene Flüssigkeit dazugießen und mit so viel Wasser auffüllen, bis das Gemüse komplett bedeckt ist.

Das Glas verschließen und bei Zimmertemperatur mindestens 3 Tage stehen lassen. In dieser Zeit beginnt die Fermentation. Danach mindestens weitere 11 Tage im Kühlschrank weiter gären lassen. Das Gemüse muss am Ende leicht salzig und mild säuerlich schmecken.

Nach dem Öffnen hält sich das fermentierte Gemüse im Kühlschrank ca. 4 Wochen. Im ungeöffneten Glas ca. 1 Jahr.

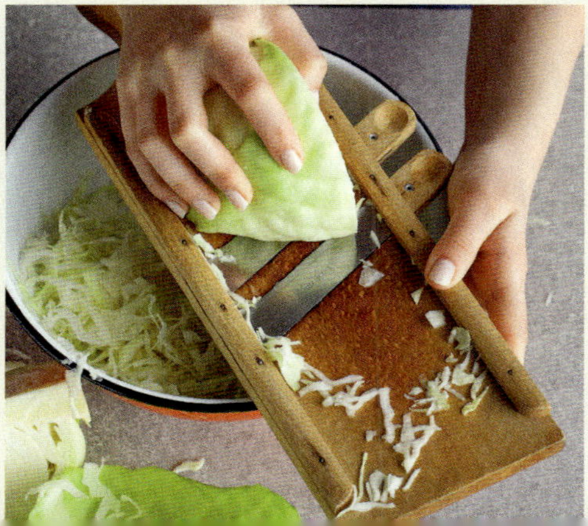

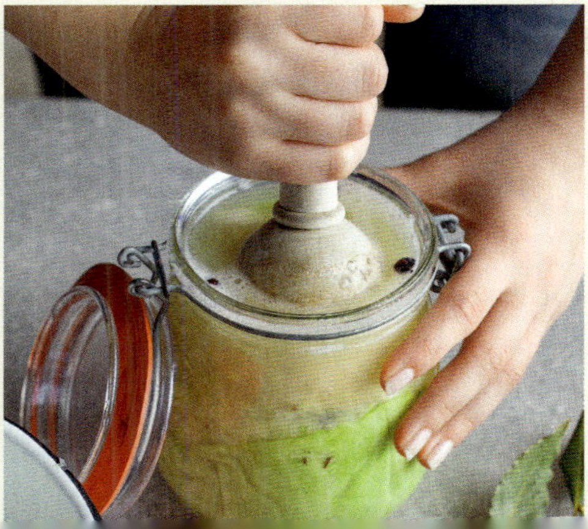

Gesunde Fettsäuren

Dass Fett automatisch schlecht ist, gilt schon lange nicht mehr. Worauf es ankommt, ist die Zusammensetzung und Qualität der Fettsäuren.

FAVORIT: OMEGA 3

Wie das Immunsystem im Allgemeinen, steht auch der Darm im Speziellen auf die mehrfach ungesättigten Omega-3-Fettsäuren.[39] Denn sie fördern ebenfalls die Artenvielfalt! Vor allem für EPA (Eicosapentaensäure) und DHA (Docosahexaensäure) aus Fisch und Meeresprodukten konnten Studien das schon belegen. Wer nicht so gern Fisch isst, kann sein Mikrobiom mit hochwertigen Pflanzenölen, Nüssen und Samen unterstützen. Sie enthalten Alpha-Linolensäure (ALA), ebenfalls eine essenzielle Omega-3-Fettsäure.

Und noch was ist wichtig: Damit Omega-3-Fettsäuren ihre positive Wirkung entfalten, dürfen nicht zu viele Omega-6-Fettsäuren im Körper unterwegs sein. Die stecken in Massen in fertig verarbeiteten Lebensmitteln, außerdem zum Beispiel in Sonnenblumen- und Distelöl. Damit also bitte sparsam umgehen. Und dass Fertiggerichte und Co. Gift für die guten Darmbakterien sind, wissen Sie ja ohnehin schon.

Wie lecker darmgesunde Küche schmecken kann, sehen Sie gleich ab Seite 144. Dort verrate ich Ihnen einige meiner Lieblingsrezepte.

PFLANZENÖLE

ALA ist sehr empfindlich. Achten Sie daher schon beim Einkauf auf Herstellerangaben wie »bio«, »kalt gepresst« oder »unter Ausschluss von Licht, Hitze, Sauerstoff gepresst« und bewahren Sie die Öle zu Hause dunkel, kühl und gut verschlossen auf. Und nicht vergessen: Omega-3-Fettsäure ist sehr hitzeempfindlich. Mit Ausnahme von Rapsöl bitte nur für die kalte Küche verwenden.

Die gehaltsvollsten Öle sind:

- *Leinöl: ca. 54 g*
- *Walnussöl: ca. 13 g*
- *Hanföl: ca. 9–10 g*
- *Rapsöl: ca. 9 g*

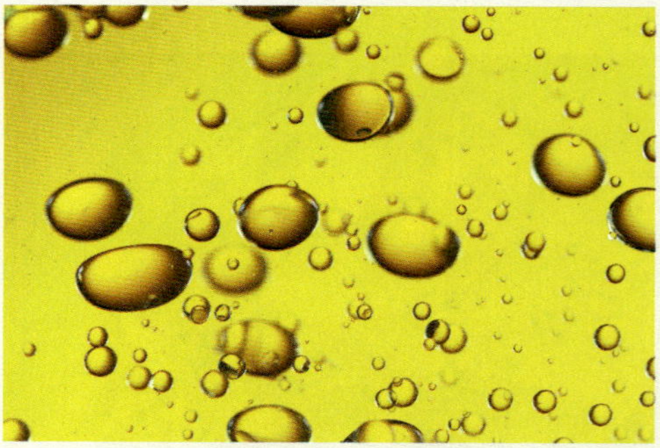

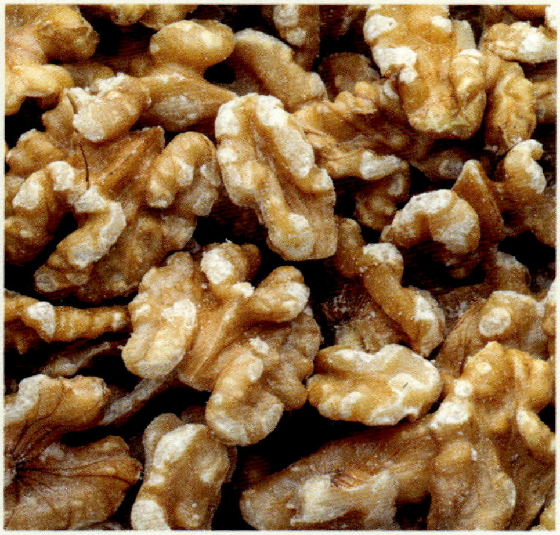

NÜSSE UND SAMEN

Nüsse und Samen sind die Ausgangstoffe für Öle und dementsprechend finden sich die guten ALA auch in ihnen. Spitzenreiter sind wieder Leinsamen. Aber: Vor dem Verzehr unbedingt frisch schroten. Unser Verdauungssystem kann die harte Schale nämlich nicht knacken und die wertvollen Inhaltsstoffe würden den Darm mehr oder weniger ungenutzt passieren. Bei Hanfsamen greifen Sie zu den geschälten.

Besonders viel ALA steckt in:

- *Leinsamen: ca. 19 g*
- *Chiasamen: ca. 18 g*
- *Walnusskerne: ca. 10 g*
- *Hanfsamen: ca. 9 g*

FISCH

Fetter Seefisch ist ein Topquelle für EPA und DHA, bei den heimischen Fischen sind Forelle und Karpfen am besten. Die guten EPA und DHA stecken auch in Algenöl – für alle, die aus ökologischen oder Tierschutzgründen auf Fisch lieber verzichten.

Gute Quellen für EPA und DHA sind:

- *Sardinen: ca. 750 mg EPA und ca. 1340 mg DHA*
- *Hering: ca. 740 mg EPA und ca. 1170 mg DHA*
- *Lachs: ca. 590 mg EPA und ca. 1155 mg DHA*
- *Makrele: ca. 590 mg EPA und ca. 740 mg DHA*
- *Thunfisch: ca. 220 mg EPA und ca. 590 mg DHA*
- *Algenöl: ca. 15 g EPA und ca. 30 g DHA*

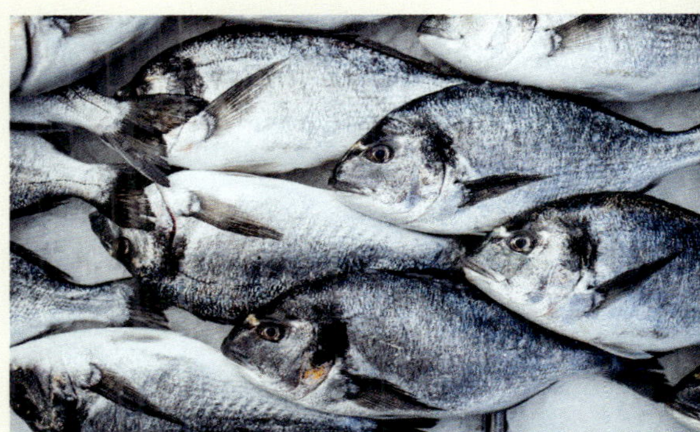

OVERNIGHT-MÜSLI MIT ZITRUSFRÜCHTEN

Für 2 Personen

15 Min. Zubereitung, 8 Std. Quellen (über Nacht)

60 g zarte Haferflocken
20 g geschrotete Leinsamen
300 g Joghurt (1,5 % Fett)
30 g Haselnusskerne
20 g Kürbiskerne
1 EL Reissirup
1 Orange
1 rosa Grapefruit
1 EL ausgelöste Granatapfelkerne

1. Am Vorabend Haferflocken, Leinsamen und Joghurt in einer Schüssel verrühren und über Nacht abgedeckt im Kühlschrank quellen lassen.

2. Am nächsten Tag die Haselnüsse hacken, zusammen mit den Kürbiskernen in einer beschichteten Pfanne ohne Fett bei mittlerer Hitze anrösten, bis sie duften. Anschließend auf einem Teller abkühlen lassen.

3. Zwei Drittel der Nussmischung und den Reissirup unter den Flockenbrei mischen.

4. Orange und Grapefruit jeweils so schälen, dass die weiße Haut vollständig entfernt wird. Die Filets zwischen den Trennhäuten herausschneiden, den abtropfenden Saft dabei auffangen und die Reste ausdrücken.

5. Zwei Drittel der Zitrusfruchtfilets quer in Stücke schneiden und mit dem Zitrussaft unter das Müsli rühren. Dieses mit den restlichen Orangen- und Grapefruitfilets belegen und mit dem übrigen Nuss-Mix sowie den Granatapfelkernen bestreut servieren.

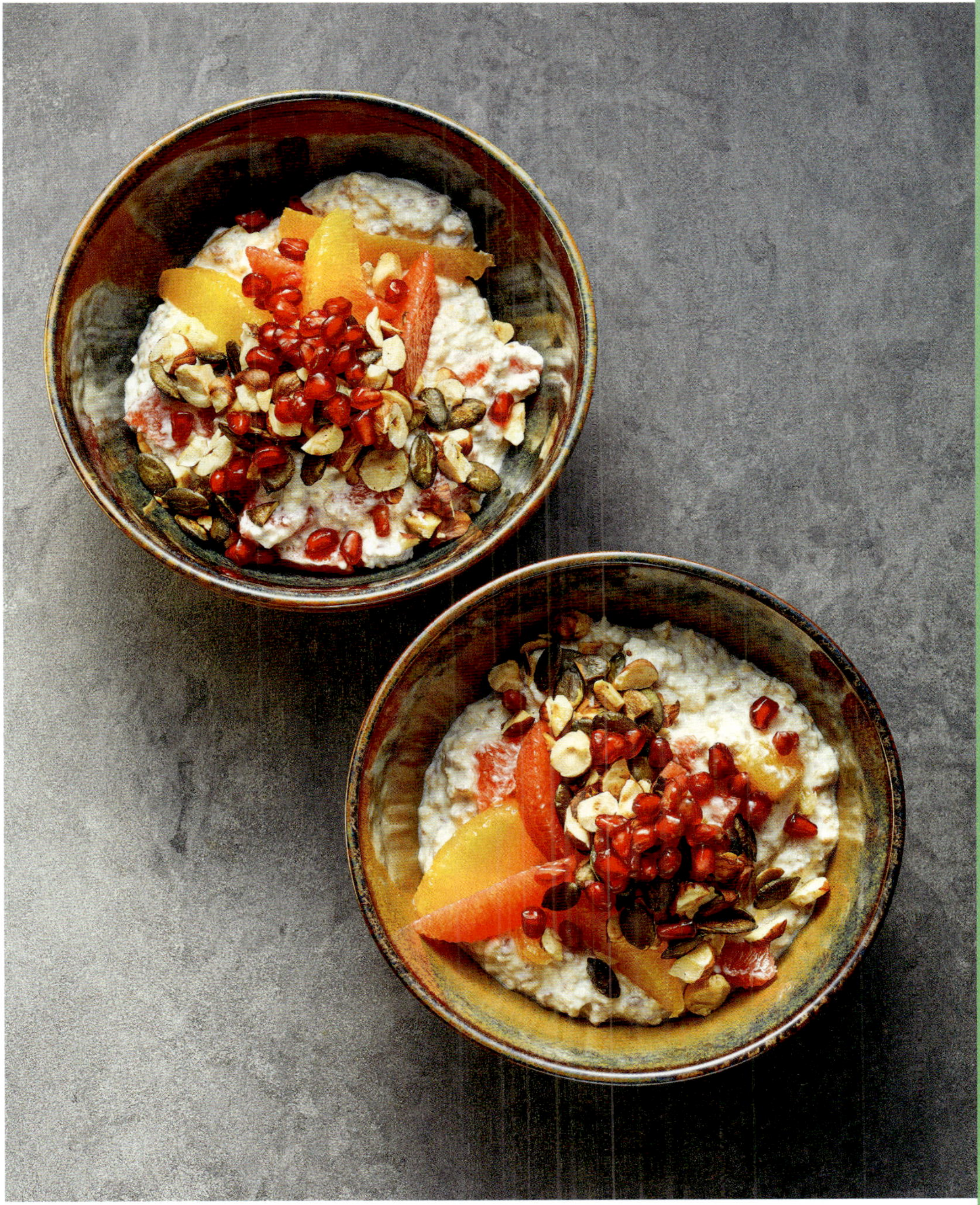

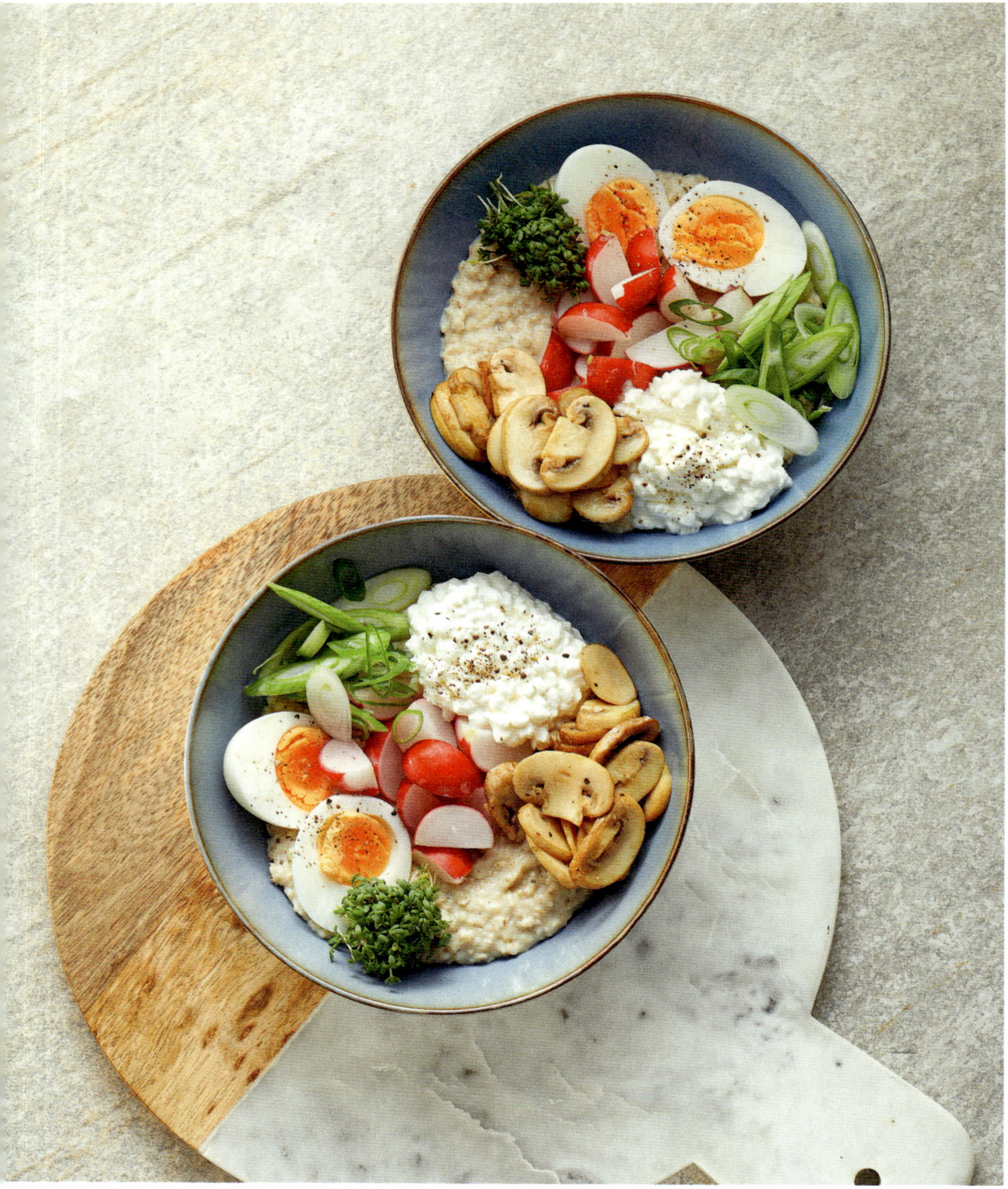

BUNTES GEMÜSE-PORRIDGE MIT EI

Für 2 Personen

30 Min. Zubereitung

250 ml Milch (1,5 % Fett)
250 ml Gemüsebrühe
Salz, Pfeffer
1 Msp. frisch geriebene Muskatnuss
100 g zarte Haferflocken
2 Eier (M)
8 Radieschen
2 dünne Frühlingszwiebeln
100 g Champignons
1 EL Olivenöl
1 EL Aceto balsamico
200 g körniger Frischkäse (mind. 20 % Fett i. Tr.)
½ Beet Kresse

1. Milch, Gemüsebrühe, Salz, Pfeffer und Muskatnuss in einem Topf langsam aufkochen. Die Haferflocken unterrühren, kurz aufkochen und anschließend zugedeckt bei kleiner Hitze ca. 10 Min. quellen lassen.

2. Inzwischen die Eier in kochendem Wasser in 8–10 Min. hart kochen, dann kalt abschrecken und pellen.

3. Die Radieschen waschen, putzen und je nach Größe vierteln oder sechsteln. Frühlingszwiebeln putzen, waschen und schräg in feine Ringe schneiden. Pilze putzen, abreiben und in dünne Scheiben schneiden.

4. Das Öl in einer Pfanne erhitzen und die Pilze darin bei großer Hitze ca. 3 Min. anbraten. Die Pilze mit dem Essig ablöschen und mit Salz und Pfeffer würzen.

5. Das Porridge in zwei Schalen füllen. Eier halbieren, zusammen mit den Radieschen, den Frühlingszwiebeln, den Champignons und dem Frischkäse auf dem Haferbrei anrichten.

6. Die Kresse vom Beet schneiden. Porridge mit der Kresse bestreuen und gleich servieren.

Info

In Haferflocken stecken nicht nur jede Menge gutes pflanzliches Eiweiß und Ballaststoffe, sondern auch heilsame Schleimstoffe wie Xylan und Araban, die die Darmwand vor Infekten abschirmen.

PFANNENGEMÜSE-COUSCOUS MIT JOGHURTDIP

Für 2 Personen

30 Min. Zubereitung

1 gelbe Paprika
1 Zucchino (ca. 150 g)
1 rote Zwiebel
1 Knoblauchzehe
2 EL Olivenöl
½ TL gemahlener Kreuzkümmel
Salz, Pfeffer
125 g Kichererbsen (aus der Dose)
100 g Vollkorn-Dinkel-Couscous
(aus dem Bioladen)
250 ml Gemüsebrühe
1 Fleischtomate
½ Bund Petersilie
½ Bio-Zitrone
200 g griech. Joghurt (5 % Fett)
½ TL Pul Biber

1. Die Paprika waschen, halbieren und von weißen Trennwänden und Kernen befreien. Zucchino waschen und putzen. Beide Gemüse in ca. 1 cm große Würfel schneiden. Zwiebel und Knoblauch schälen und fein würfeln.
2. Das Öl in einer großen beschichteten Pfanne erhitzen. Paprika, Zucchino, Zwiebel und Knoblauch darin bei mittlerer Hitze ca. 5 Min. braten, dabei gelegentlich umrühren. Das Gemüse mit Kreuzkümmel, Salz und Pfeffer würzen.
3. Die Kichererbsen in ein Sieb abgießen, kalt abspülen und gut abtropfen lassen. Kichererbsen, Couscous und Brühe zum Gemüse geben. Couscous-Pfanne ca. 5 Min. bei kleiner Hitze offen quellen lassen.
4. Inzwischen die Tomate waschen, halbieren und den Stielansatz entfernen. Die Tomate entkernen, in kleine Würfel schneiden und unter den Couscous heben. Diesen zugedeckt noch ca. 5 Min. ziehen lassen.
5. Petersilie waschen, trocken schütteln, die Blätter abzupfen und grob hacken. Die Zitrone heiß waschen, abtrocknen und ½ TL Schale fein abreiben. Griechischen Joghurt, Zitronenschale, Salz und Pfeffer verrühren und mit Pul Biber bestreuen.
6. Couscous mit Salz und Pfeffer abschmecken, auf zwei Tellern anrichten und mit Petersilie bestreut servieren. Den Joghurtdip dazu reichen.

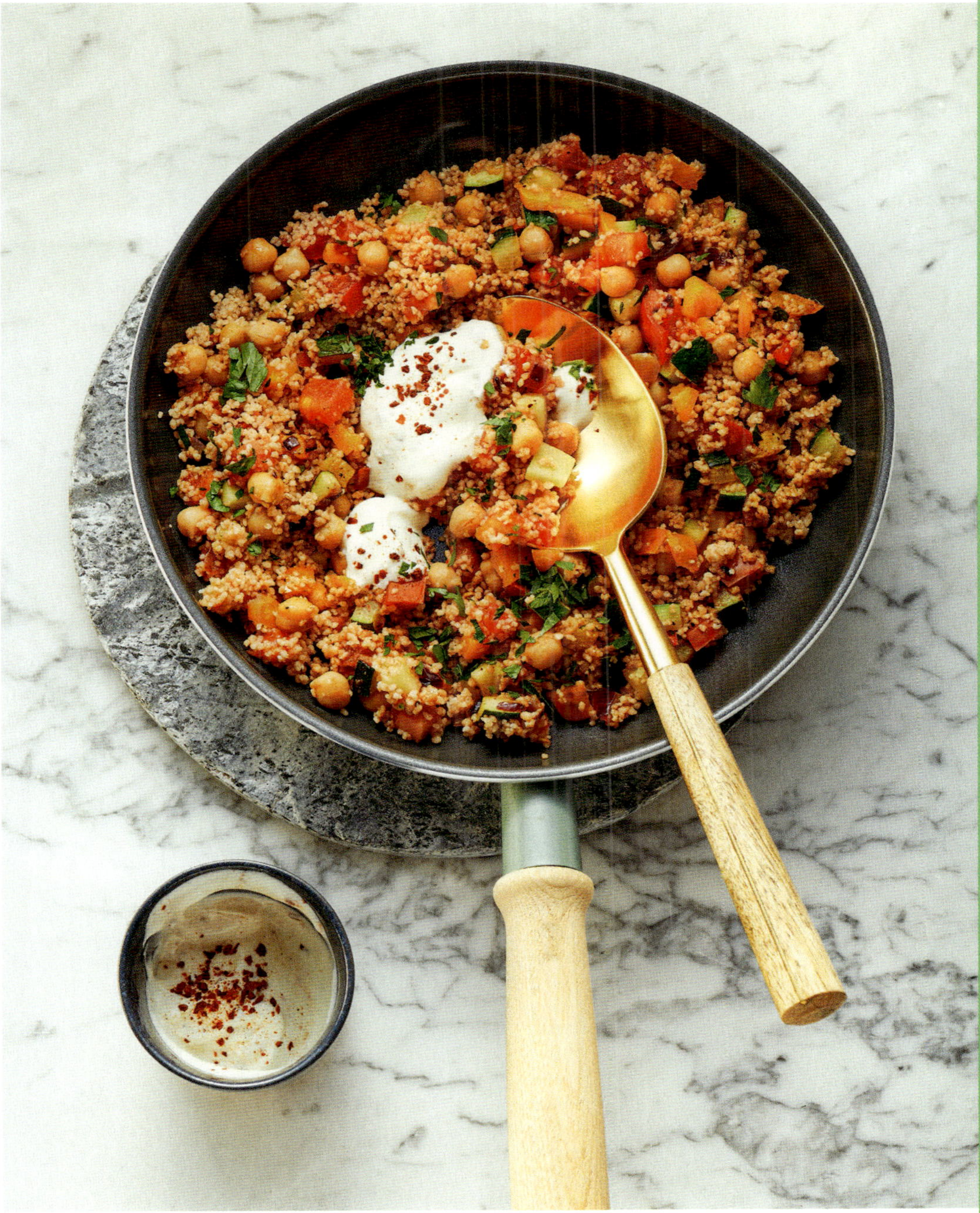

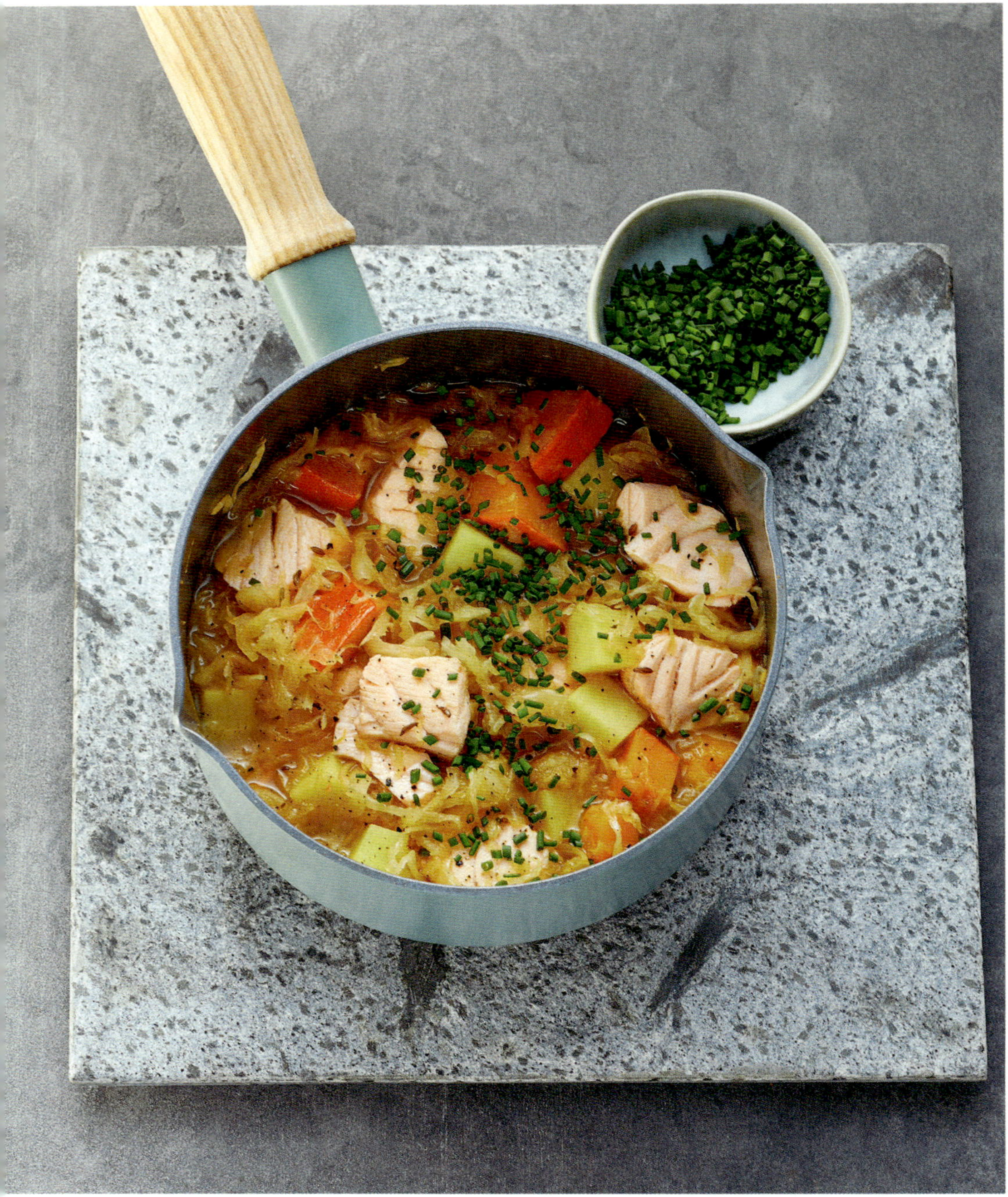

KÜRBIS-SAUERKRAUT-EINTOPF MIT LACHS

Für 2 Personen

30 Min. Zubereitung

---

300 g Hokkaido-Kürbis
200 g vorwiegend festkochende Kartoffeln
1 Zwiebel
300 g frisches Sauerkraut
2 EL Rapsöl
½ TL edelsüßes Paprikapulver
1 TL Kümmelkörner
1 Lorbeerblatt
Salz, Pfeffer
600 ml Gemüsebrühe
200 g Lachsfilet (ohne Haut)
½ Bund Schnittlauch

---

1. Den Kürbis waschen, putzen, entkernen. Die Kartoffeln schälen. Beides in ca. 2 cm große Würfel schneiden. Zwiebel schälen und klein würfeln. Sauerkraut in einem Sieb abtropfen lassen.

2. Das Öl in einem Topf erhitzen, die Zwiebel darin bei mittlerer Hitze glasig dünsten. Paprikapulver, Kümmel und Lorbeerblatt dazugeben und kurz mitdünsten. Kürbis, Kartoffeln und Sauerkraut hinzufügen, salzen und pfeffern.

3. Den Topfinhalt mit der Brühe auffüllen, zugedeckt aufkochen und das Gemüse bei mittlerer Hitze in ca. 10 Min. garen.

4. Inzwischen das Lachsfilet waschen, trocken tupfen, in mundgerechte Stücke schneiden, in den Eintopf geben und bei kleiner Hitze ca. 5 Min. ziehen lassen.

5. Den Schnittlauch waschen, trocken schütteln und in feine Röllchen schneiden. Den Eintopf mit Salz und Pfeffer abschmecken und mit Schnittlauch bestreut anrichten.

Tipp

Am gesündesten ist rohes Sauerkraut. Wer aber einen empfindlichen Magen-Darm-Trakt hat, verzehrt das Kraut besser gegart – am besten mit etwas Kümmel, der unangenehme Blähungen verhindert. Dosensauerkraut bringt es nicht, denn darin stecken keine Milchsäurebakterien mehr.

HEIDELBEER-BUTTERMILCH-SMOOTHIE

Für 2 Gläser • 10 Min. Zubereitung

75 g TK-Heidelbeeren (ersatzweise Erdbeeren, Himbeeren oder eine TK-Beerenmischung) • 1 Orange • 250 ml Buttermilch (max. 1 % Fett) • ½ TL gemahlene Vanille • 2 TL flüssiger Honig • 1 EL zarte Haferflocken

1. Die Beeren in den Standmixer geben und ca. 5 Min. antauen lassen.

2. Die Orange halbieren und den Saft auspressen. Orangensaft, Buttermilch, Vanille, Honig und Haferflocken zu den Beeren geben und alles zuerst auf kleiner Stufe, dann auf höchster Stufe im Mixer fein pürieren.

3. Falls der Smoothie zu dickflüssig ist, noch etwas Wasser zufügen und kurz untermixen. Den Drink in zwei hohe Gläser füllen und sofort servieren.

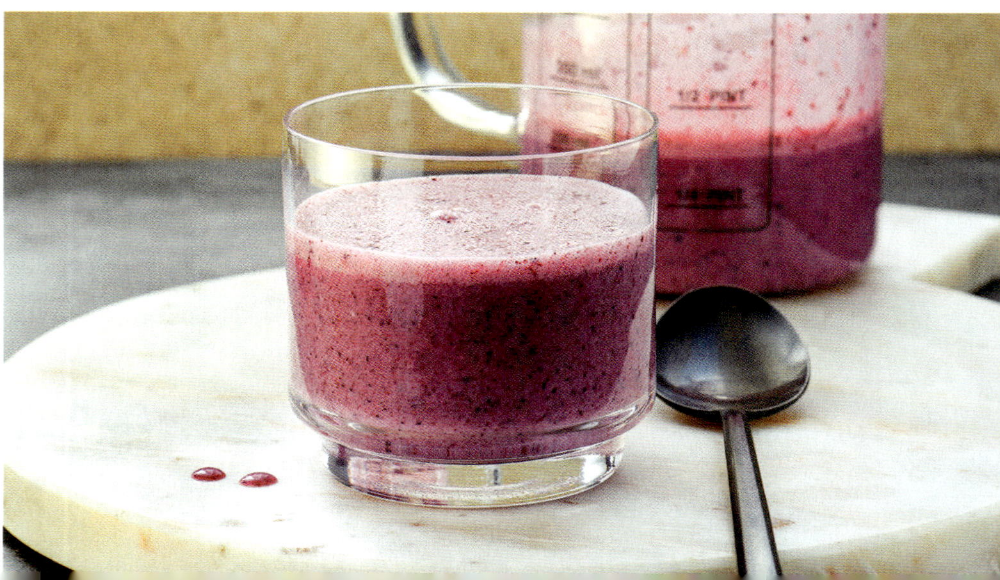

PINK
ENERGY-BALLS

Für 12 Stück • 20 Min. Zubereitung • 1 Std. Kühlen

60 g geschälte Mandeln • 30 g Cashewkerne • 80 g gegarte Rote Bete (vakuumiert) • 2 Datteln (z. B. Medjool) • ½ Bio-Limette • 2 EL geschrotete Leinsamen • Salz • 2 EL Kokosraspel

1. Mandeln und Cashews im Blitzhacker fein zerkleinern, aber nicht zu lange, da sie sonst musig werden.

2. Die Rote Bete trocken tupfen und klein schneiden, die Datteln längs aufschneiden, entkernen und in kleine Stücke schneiden. Die Limette heiß waschen, abtrocknen und 1 TL Schale fein abreiben. Rote Bete und Datteln zusammen mit Leinsamen, Limettenschale und 1 Prise Salz zur Mandelmischung geben.

3. Alles so lange miteinander mixen, bis eine zähe, glatte Masse entsteht. Von der Masse zwölf gleich große Portionen abnehmen und daraus Kugeln formen.

4. Die Kokosraspel auf einen Teller geben und die Kugeln darin rundum wälzen, dann auf einen Teller legen und vor dem Verzehr ca. 1 Std. kühlen. Luftdicht verpackt halten sie sich im Kühlschrank etwa 2 Wochen.

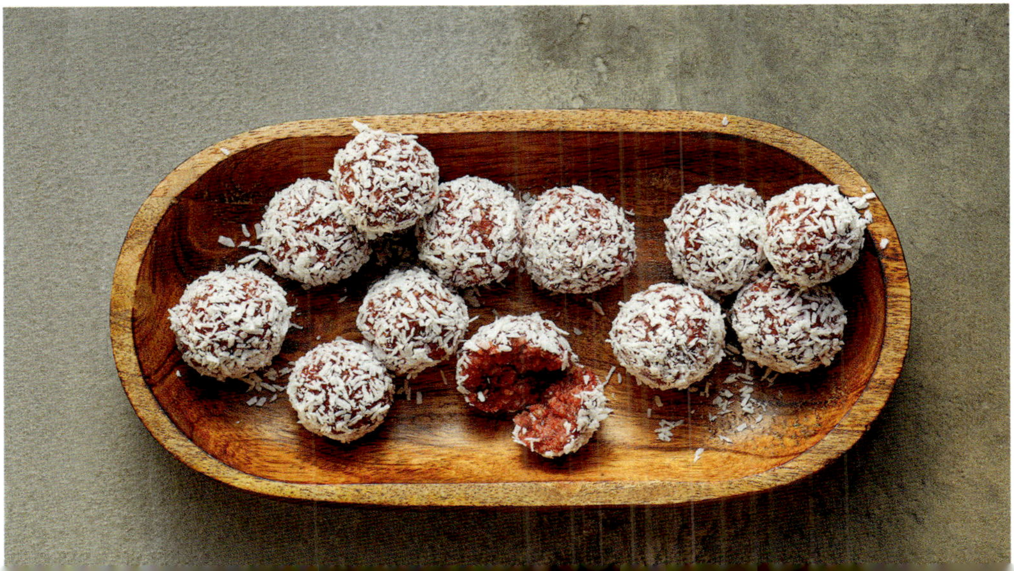

Essenspausen für den Darm

Für einen gesunden Darm ist nicht nur wichtig, was wir essen, sondern auch, dass er von Zeit zu Zeit eine Pause vom Essen hat.

INTERVALLFASTEN

Beim Intervallfasten bekommt der Darm diese Pausen ganz automatisch und kann die »nüchterne« Zeit nutzen, um zu regenerieren. Zum Beispiel erneuert sich dadurch die Schleimhaut und Entzündungen gehen zurück. Insbesondere wenn Sie sich in den Essensfenstern ausgewogen und ballaststoffreich ernähren, wird zudem die gesunde Darmflora gefördert.[40]

DIE REGELN

- *Sie essen nur innerhalb eines Zeitfensters von 8–10 Stunden, die restlichen 14–16 Stunden wird gefastet. Je länger die Fastenzeit, desto besser. Aber es ist wichtig, dass Sie gut mit dem Intervall klarkommen, damit Sie es auch durchhalten können. Sonst lieber bei drei Mahlzeiten bleiben, aber dazwischen 4–5 Stunden nicht essen, also fasten.*
- *Trinken ist in den Fastenphasen kein Problem, aber bitte nur Wasser oder ungesüßten Tee und Kaffee (Achtung: Koffein am Abend ist meist hinderlich für die Nachtruhe – und Schlaf ist wichtig fürs Immunsystem, siehe Seite 172).*
- *Sie können zwei oder drei Mahlzeiten am Tag zu sich nehmen – je nachdem, wie hungrig Sie sind.*
- *Idealerweise liegen zwischen den Mahlzeiten mindestens 4 Stunden ohne Essen – also noch mal kleine Minifastenpausen. Trinken ist auch hier okay.*
- *Besonders effektiv ist Intervallfasten, wenn Sie am frühen Abend ins Fasten starten. Allerdings können viele eher aufs Frühstück verzichten als aufs Abendessen. Deshalb: Wählen Sie die Aufteilung, die Ihnen leichterfällt. Hauptsache Sie halten 14–16 Stunden durch, in denen sich Ihr Darm erholen kann.*

DER VORTEIL

Im Gegensatz zum klassischen Heilfasten fällt Intervallfasten den meisten Menschen relativ leicht. Das liegt auch am geschickten Timing: Weil ein großer Teil der Fastenphase auf die Nacht fällt, in der wir normalerweise ohnehin nichts essen, fällt sie weniger ins Gewicht.

WAS TUN BEI HEISSHUNGER?

Bei Heißhungerattacken trinken Sie erst mal ein großes Glas Wasser. Denn oft verwechseln wir Durst mit Hunger, weil die Signale des Körpers ähnlich sind. Ansonsten versuchen Sie durchzuhalten und essen bei der nächsten Mahlzeit viel Eiweiß und komplexe Kohlenhydrate. Beide machen lange satt und beugen so der nächsten Hungerattacke vor. Wenn wirklich gar nichts mehr geht, essen Sie etwas – aber nichts Süßes oder Stärkehaltiges. Lieber einen Naturjogurt löffeln oder Gurkensticks knabbern. Auch ein paar Nüsse sind in Ordnung – aber bitte ungesüßt und ungesalzen. Und keine Sorge: Nach ein paar Tagen hat sich Ihr Körper an die neuen »Regeln« gewöhnt und Sie werden von ganz allein immer weniger hungrig sein.

POSITIVE EFFEKTE

Unser Körper verfügt über ein eingebautes »Recyclingprogramm«, bei dem alter Mikroabfall, beschädigte Zellbestandteile und verbrauchte Eiweißmoleküle zerkleinert, abgebaut oder wieder neu zusammengesetzt werden. Genialerweise werden bei der »Selbstverdauung« gleich auch Viren und andere Keime als Abfallprodukte erkannt und entsorgt.

Der ganze Prozess nennt sich Autophagie und scheint für unsere Gesundheit unentbehrlich zu sein. Allerdings kommt die Autophagie erst ab etwa 12 Stunden »essensfrei« ins Rollen. Längere Nahrungspausen wie beim Intervallfasten unterstützt sie also!

Dazu kommt, auch wenn die Studienlage noch nicht ganz klar ist, dass Intervallfasten auf lange Sicht die Immunabwehr zu stärken und Entzündungen zu lindern scheint. Es hat also einen guten Einfluss auf Autoimmunkrankheiten und ein fehlgesteuertes Immunsystem.

Last but not least muss der Körper in den Fastenphasen nichts verdauen und spart damit Energie, die unter anderem dem Immunsystem zugutekommt.

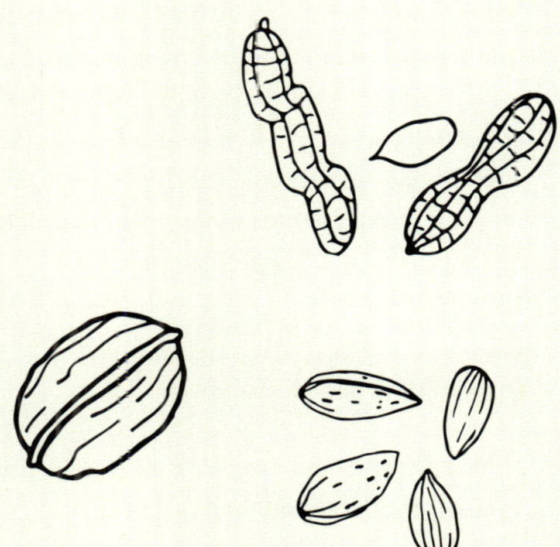

Schnelle Hilfe bei Magen-Darm-Infekten

Viren und Bakterien verursachen nicht nur Erkältungen, Fieber oder Blaseninfektionen. Sie können sich auch im Magen-Darm-Trakt »austoben«.

Man fühlt sich schleichend schlechter, ist müde, hat ein flaues Gefühl im Magen und keinen Appetit. Oder es kommt direkt hart auf hart mit kolikartigen Schmerzen, Bauchkrämpfen, Durchfall, Übelkeit oder Erbrechen – manchmal gleich mit allem zusammen. Verantwortlich sind in den meisten Fällen Rota- oder Noroviren, die das ganze Jahr über Saison haben. Vor allem in der warmen Jahreszeit können dazu noch Infektionen durch Salmonellen kommen. Rota- und Noroviren sind hoch ansteckend und die Beschwerden, die sie hervorrufen, mehr als unangenehm. Zum Glück gibt es viele Hausmittel, die sie mildern und zügig wieder verschwinden lassen. Beachten Sie außerdem unbedingt die Hygieneregeln, um die Ansteckungsgefahr möglichst gering zu halten (siehe Seite 184 f.).

DAS WICHTIGSTE IST …

Flüssigkeitsverlust ausgleichen, und zwar mit Tees, Schorlen oder klarer salziger Brühe, mindestens 1,5–2 Liter am Tag. Denn dem Körper gehen durch Durchfall und Erbrechen in kurzer Zeit größere Mengen Flüssigkeit verloren und damit auch entsprechend viele Mineralstoffe.

TEES, DIE JETZT HELFEN

- *Kamille und Pfefferminze: 2 Teelöffel getrocknete Kamillenblüten oder Pfefferminzblätter mit 250 Milliliter kochendem Wasser übergießen, ca. 10 Minuten zugedeckt ziehen lassen und abseihen. 3-mal täglich 1–2 Tassen trinken. Beruhigt Magen und Darm und bekämpft Übelkeit.*
- *Heidelbeere: 3 Esslöffel Heidelbeertee (Reformhaus, Apotheke, Bioladen) ca. 10 Minuten in 500 Milliliter Wasser kochen, abseihen und in eine Thermosflasche füllen. Über den Tag verteilt 2–3 Tassen davon trinken. Unterstützt die Verfestigung des Stuhls.*
- *Eichenrinde: 2–3 gehäufte Teelöffel klein geschnittene Eichenrinde (aus der Apotheke) in einem Topf mit 500 Milliliter kaltem Wasser übergießen. 30 Minuten ziehen las-*

sen, kurz aufkochen und in eine Thermoskanne abseihen. Jeweils etwa 30 Minuten vor den Mahlzeiten 1 Tasse davon trinken. Unterstützt die Verfestigung des Stuhls.

HEILERDE UND CO.

Heilerde vermag auf sanfte Art überschüssige Flüssigkeit im Darm zu binden und so den Stuhlgang wieder zu festigen. Nehmen Sie mehrmals täglich 1–2 Teelöffel mit etwas Wasser zu sich. Alternativ 5 Gramm indische Flohsamenschalen in ein Glas Wasser rühren und vor den Mahlzeiten trinken. Danach unbedingt noch weitere 250 Milliliter pures Wasser trinken.
Bei wirklich schlimmem Durchfall hilft es, mehrmals täglich ½–1 Teelöffel medizinische Kohle in viel Flüssigkeit (ersatzweise Kohletabletten nach Packungsbeilage) einzunehmen. Aber bitte nicht länger als 3 Tage am Stück, sonst droht Verstopfung.

SCHONKOST

Mal abgesehen vom mangelnden Appetit und davon, dass man nichts bei sich behält, kann die geschädigte Darmschleimhaut gerade kaum Nährstoffe aufnehmen. Solange Erbrechen und Durchfall anhalten, belassen Sie es erst einmal beim Trinken (siehe oben). Erst danach beginnt langsam der Kostaufbau. Für den Einstieg ideal sind geriebener Apfel, zerdrückte Banane und Zwieback. Später kommen dann Kartoffeln, Haferschleim (auf Wasserbasis), gekochter Reis, gedünstetes Gemüse und Brot (ohne Belag) dazu. Vertragen Sie das alles gut, kann – erst einmal in kleinen Portionen – auch wieder Eiweißhaltiges und zum Schluss Fett verzehrt werden.

MASSAGE

Wenn Durchfall und Erbrechen vorbei sind, hilft eine sanfte Massage, den Darm schneller wieder zu beruhigen. Legen Sie sich bequem hin und sorgen Sie dafür, dass Ihnen nicht kalt ist. Geben Sie etwas Oliven- oder Sesamöl auf eine Hand und reiben Sie die Handflächen mehrmals aneinander, um es zu verteilen. Dabei wird das Öl gleich noch angewärmt. Anschließend massieren Sie den Bauch im Uhrzeigersinn in kreisenden Bewegungen – erst nur um den Bauchnabel herum, dann immer größere Kreise ziehend. Um die Massage zu beenden, lassen Sie die Kreise wieder kleiner werden. Danach den Bauch schön warm halten, zum Beispiel mit einer Wärmflasche oder einem Kirschkernkissen. Das wirkt oft gerade bei Kindern Wunder. Der Darm beruhigt und entspannt sich.

AKUPRESSUR

Bei Durchfall hilft es, mehrmals täglich die Punkte Di 10 und Di 11 zu drücken. Um sie zu finden, winkeln Sie den Arm an: Di 11 liegt am äußersten Ende der Ellbogenquerfalte. Di 10 befindet sich etwa einen halben Zeigefinger darunter.

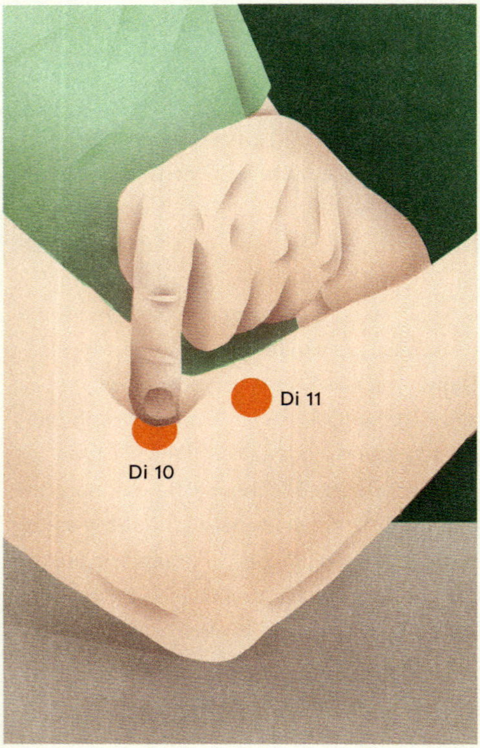

HOMÖOPATHIE

Bei Erbrechen, Übelkeit und wässrigem Durchfall: Arsenicum album D12. Am ersten Tag 4- bis 5-mal täglich 5 Globuli. Danach 2- bis 3-mal täglich 5 Globuli, bis die Symptome abklingen.
Bei anhaltender Übelkeit und kolikartigen Schmerzen: Ipecacuanha D 6. Am ersten Tag stündlich, am zweiten Tag alle 2 Stunden, ab dem dritten Tag 3-mal täglich jeweils 5 Globuli, bis die Symptome abklingen.
Sowohl für Arsenicum album als auch für Ipecacuanha gilt: Säuglinge erhalten jeweils 1 Globuli, Kleinkinder 3 Globuli.

ERBRECHEN

Erbrechen ist ein Reflex unseres Körpers, mit dem er sich von schädlichen Substanzen zu befreien versucht, beispielweise von Giftstoffen in der Nahrung oder von den Keimen bei einem Infekt. Je mehr von diesen schädlichen Stoffen rauskommt, umso besser. Allerdings muss auch hier der Flüssigkeitsverlust unbedingt ausgeglichen werden. Trinken Sie am besten in kurzen Abständen immer wieder kleine Schlucke. Zu viel auf einmal wird oft direkt wieder erbrochen.
Kamillen- oder Pfefferminztee beruhigen den Magen-Darm-Trakt besonders gut.

AUF REISEN

Bei Reisen in tropische und subtropische Länder sind Magen-Darm-Infektionen sehr häufig. Denn oft kommen hohe Temperaturen und unzureichende Kühlung von Lebensmitteln sowie schlechte hygienische Bedingungen zusammen – und das begünstigt das Wachstum von Viren und Bakterien. So sorgen Sie vor:

~ *Wasser immer abkochen oder in versiegelten Flaschen kaufen (gilt auch fürs Zähneputzen)*
~ *auf Eiswürfel verzichten*
~ *Salate und ungewaschenes Obst meiden*
~ *alle Speisen, insbesondere Fleisch, Fisch und Meeresfrüchte nur gut durchgegart essen*

Außerdem gibt es Probiotika in Kapselform, die Ihren Darm auf Reisen schützen können. Sie enthalten Bifidobakterien oder Lactobazillen, die vorübergehend die Abwehr im Darm erhöhen. Wichtig: Schon eine Woche vorher zu Hause mit der Einnahme beginnen.

Tipp

Ein guter Merkspruch für Reisende lautet: Cook it, peel it, or forget it! – Koch es, schäl es oder vergiss es!

WANN ZUM ARZT?

Hält ein akuter Magen-Darm-Infekt länger als zwei bis drei Tage an und bessert sich in dieser Zeit nicht deutlich, fragen Sie einen Arzt oder eine Ärztin um Rat. Nicht so lange damit warten sollten Sie bei blutigem Stuhl, hohem Fieber, starken Schmerzen oder wenn Sie aufgrund starker Durchfälle oder Erbrechen nicht genug Flüssigkeit bei sich behalten können und der Körper auszutrocknen droht. Letzteres ist vor allem bei Kindern und älteren Menschen gefährlich.

Entspannung für die Abwehrkräfte

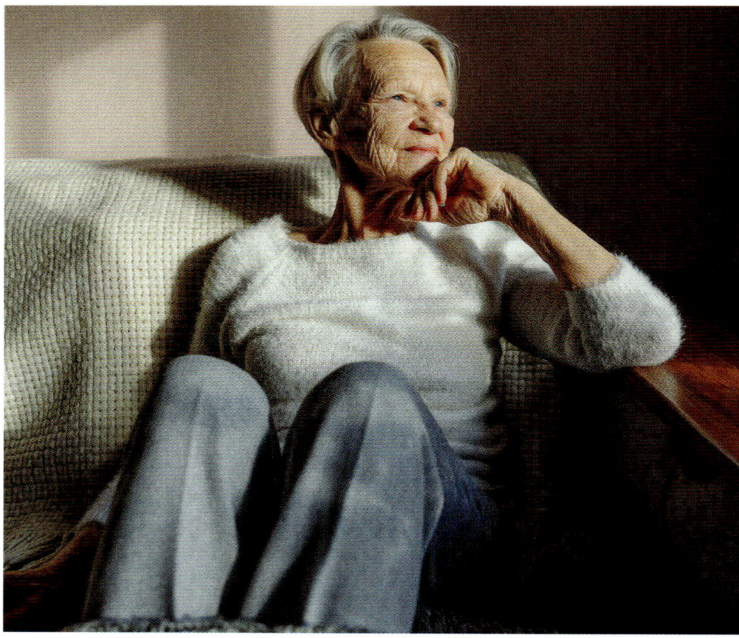

Kaum etwas setzt unserem Immunsystem so sehr zu wie zu viel Stress. Ein permanent hoher Stresslevel erschöpft die körpereigenen Abwehrsysteme und unterdrückt die Immunantwort. Zwar zeigt sich oft zuerst auf der körperlichen Ebene, wenn etwas nicht stimmt, doch unsere Gesundheit hängt nicht nur davon ab, dass unser Körper reibungslos funktioniert. Die Psyche und das soziale Umfeld spielen eine genauso wichtige Rolle. Probleme in der Familie oder am Arbeitsplatz können unser Befinden so negativ beeinträchtigen wie eine Infektion mit Krankheitserregern. Dasselbe gilt für belastende Emotionen wie Angst oder Trauer. Und obendrauf können sich die Faktoren auch noch gegenseitig richtig schön triggern. Stress verzögert Gesundung und das macht uns noch mehr Stress. Deswegen werden wir auch körperlich so schlecht gesund, wenn unsere Seele weiterhin leidet. Chronische Krankheiten wie auch ein chronisch schwaches Immunsystem kleben an uns. Ein Teufelskreislauf.

Eigentlich ist das ja nichts Neues. Schon Hippokrates hat erkannt, dass Körper, Geist und Seele untrennbar miteinander verbunden sind, und empfahl unter anderem, den Leib nicht schlechter zu behandeln als die Seele. Neu ist, dass sich jetzt auch die Wissenschaft explizit damit beschäftigt. Ein noch verhältnismäßig junger Zweig namens PNI (Psycho-Neuro-Immunologie) hat sich auf das Zusammenspiel von Nerven-, Hormon und Immunsystem spezialisiert. Dabei hat man festgestellt: Auch die körpereigenen Abwehrkräfte arbeiten nicht völlig autonom, sondern sind eng verbandelt mit dem Gehirn, dem Nerven- und dem Hormonsystem. Alle drei sind ständig im regen Austausch.

Die Stressachse

Eine der zentralen Schaltstellen ist die Hypothalamus-Hypophysen-Nebennierenrinden-Achse, auch HPA-Achse oder Stressachse genannt. Sie verbinden die Steuerzentralen des vegetativen Nervensystems (Hypothalamus) und aller hormonellen Vorgänge (Hypophyse) mit dem Ort, wo die Stresshormone produziert werden, den Nebennieren. In Stresssituationen wird der Sympathikus, unser Leistungsnerv, aktiviert: Dadurch erhöhen sich Herzschlag und Muskelspannung und wir atmen schneller. Über die HPA-Achse werden die Nebennieren »angefunkt«, die Stresshormone Adrenalin, Noradrenalin und Cortisol auszuschütten. Diese Botenstoffe wiederum mobilisieren das Immunsystem, und zwar insbesondere weiße Blutkörperchen, um potenzielle Krankheitserreger, die beispielweise bei einer Verletzung in den Körper gelangen könnten, umgehend zu bekämpfen. Genauso kann Stress vorübergehend die Produktion von Immunzellen erhöhen.[41]

Ist die Gefahr vorüber, erhalten Botenstoffe und Killerzellen über die HPA-Achse neue Informationen. Der Hormonpegel sinkt auf das normale Niveau und die Abwehrzellen ziehen sich zurück. Der Sympathikus übergibt den Staffelstab wieder an den Parasympathikus, unseren Entspannungsnerv.

Chronischer Stress schwächt die Körperabwehr

So weit, so gut. Aber was passiert, wenn Stress zum Dauerzustand wird und sich der Normalzustand gar nicht mehr einstellt? Die chronische Aktivierung der Stressachse führt nicht nur relativ schnell zu Schlafstörungen und depressiven Verstimmungen. Sie wirkt sich auch negativ auf die Regelkreise anderer Hormonsysteme aus. Zum Beispiel auf die Produktion der Geschlechtshormone Östrogen und Testosteron. Sexuelle Unlust kann genauso eine Folge davon sein wie Zyklusstörungen bei Frauen. Ein ständig hoher Cortisolspiegel schlägt sich zudem auf den Stoffwechsel nieder und fördert die Einlagerung von ungesundem Bauchfett.

Und das Immunsystem? Das leidet ebenfalls unter dem Dauerbombardement mit Stresshormonen, es kommt rasch zu »Abnutzungserscheinungen«: Die Immunzellen verlieren die Fähigkeit, sich zu vermehren, und die Zahl der Antikörper im Speichel nimmt ab. Was noch dazukommt: Menschen, die unter chronischem Stress leiden, stellen ihr Immunsystem häufig zusätzlich vor Herausforderungen, weil sie weniger Sport treiben, sich ungesund ernähren, mehr rauchen oder mehr Alkohol trinken. Das alles hat zur Folge, dass weniger Krankheitserreger abgetötet werden, was wiederum Infekte und Wundheilungsstörungen begünstigt und sogar das Krebsrisiko erhöhen kann. Zusätzlich kann chronischer Stress auch zu Schlafstörungen führen, was die allgemeine Gesundheit ebenfalls negativ beeinflusst.

HILFE FÜR KÖRPER, GEIST UND SEELE

Zum Glück kann jeder von uns selbst ganz viel tun, um den stressbedingten Entgleisungen entgegenzuwirken. Und die Naturheilkunde kann uns dabei sehr gut unterstützen. Ihre Anwendungen wirken nämlich nicht nur auf den Körper. Durch klug gesetzte Reize lässt sich der Körper heilen und man kann ebenso die Psyche beeinflussen und den Vagusnerv, den Hauptnerv unseres Entspannungssystems, stimulieren.

Ich zeige Ihnen in diesem Kapitel, womit das besonders gut funktioniert. Keine Panik! Sie müssen nicht alles umsetzen. Es spricht auch nicht jeder auf alles gleich gut an. Die eine braucht vielleicht mehr Aktivität, um sich zu entspannen, der andere mehr Ruhe. Bleiben Sie vor allem gelassen und gehen Sie auch positive Veränderungen in kleinen Schritten an. Wer sich zu viel auf einmal vornimmt, gerät schnell unter Druck, erst recht, wenn es dann doch nicht so klappt, wie geplant. So macht man sich unbeabsichtigt nur noch mehr Stress.

Die Entspannung fördern

Wege, sich zu entspannen, gibt es viele. Für einige Techniken, etwa Yoga oder Qigong, empfiehlt sich eine gute Anleitung, wobei die Kosten für einen Kurs oftmals von der Krankenkasse übernommen werden. Es gibt aber auch andere Methoden, die Sie leicht selbst erlernen können. Auf die werde ich mich hier konzentrieren.

STILLE IM KOPF

Wenn wir es schaffen, negative Gedanken und Emotionen einfach an uns vorbeiziehen zu lassen, haben wir damit zwar noch kein Problem gelöst. Aber wir können unsere Haltung verändern, dem, was uns belastet, an Gewicht nehmen und dadurch den Stresspegel senken und das psychische Wohlbefinden verbessern.

Die Idee dahinter nennt sich Achtsamkeitsbasierte Stressreduktion (MBSR) und stammt von Jon Kabat-Zinn, emeritierter Professor der University of Massachusetts Medical School. Was ich an dieser Methode besonders toll finde, ist, dass man es ganz einfach ohne große Anleitung für sich ausprobieren kann. Um auf bessere Gedanken zu kommen und das gute Gefühl zu genießen, sich selbst beruhigen zu können.

- *Suchen Sie sich einen ruhigen Platz, an dem Sie sich wohlfühlen – am besten draußen, aber Ihr Lieblingssessel geht auch. Dort machen Sie ein paar Minuten nichts anderes, als die Stille zu genießen. Am besten stellen Sie sich dazu einen Timer, sonst ist die Versuchung groß, immer wieder auf die Uhr zu schielen, wie lange man schon so sitzt.*
- *Konzentrieren Sie sich auf die Dinge um sich herum und versuchen Sie, fünf davon ganz bewusst wahrzunehmen. Das kann eine Blume sein, ein besonders schöner Baum, ein Vogel, der zwitschert, eine Hummel, die laut brummend von Blüte zu Blüte fliegt, der Duft von frisch geschnittenem Gras, die Sonnenstrahlen auf Ihrer Haut … Drinnen ist es vielleicht ein Detail auf einem Bild, das Blatt einer Zimmerpflanze, ein Dekogegenstand, ein besonders schön gestalteter Buchrücken im Regal, der Lichtstreif, der durchs Fenster auf den Boden fällt … Nutzen Sie alle Sinne. Was sehen, hören, riechen, fühlen Sie?*
- *Es kann sein, dass Ihre Gedanken abschweifen, dass Sie daran denken, was Sie beschäftigt, oder daran, was heute noch alles erledigt werden muss. Verdrängen Sie diese Gedanken nicht, aber geben Sie ihnen auch kein Gewicht. Nehmen Sie sie einfach wahr und versuchen Sie dann, Ihren Blick wieder auf die Dinge zu lenken, die Sie entdeckt haben – so lange, bis der Timer klingelt.*

Diese Methode eignet sich auch sehr gut als Erste-Hilfe-Maßnahme, wenn das Chaos über einen hereinbricht und alles aus dem Ruder zu laufen scheint. Nehmen Sie sich in so einer Situation ganz bewusst 1–2 Minuten, um Ihre Umgebung wahrzunehmen. Ganz egal, wo Sie gerade sind. Lenken Sie Ihren Blick und Ihre Aufmerksamkeit auf das, was Sie wahrnehmen möchten. Das hilft, die Kontrolle zurückzuerlangen, sich auszurichten und zu entscheiden, wovon man sich beeinflussen lassen möchte und wovon nicht.

KRAFTQUELLEN

In Australien habe ich gelernt, dass sich die Ureinwohner in Krisensituationen an besondere Plätze in der Natur zurückziehen – heilige Plätze, denen eine besondere Kraft zugesprochen wird und an denen man Energie tanken, Neuorientierung finden und Heilung erfahren kann. Auch bei uns gibt es Orte, an denen wir uns besonders wohlfühlen, wo wir auftanken, Kraft und Ruhe finden. Jeder sollte so einen Ort haben (oder sogar mehrere solche Orte) und sie regelmäßig aufsuchen – an schweren Tagen, aber auch an leichten.

DEN ATEM BERUHIGEN

Eine Atemmeditation holt Sie ebenfalls ganz schnell raus aus der Stressfalle oder dem Gedankenkarussell, direkt ins Hier und Jetzt. Denn dabei geht es darum, bewusst den Atem wahrzunehmen und alles andere eine Weile zu vergessen. Der Atem kommt, der Atem geht. Die Welt um Sie steht still. Dadurch können sich Körper und Geist beruhigen. Klingt kompliziert? Geht aber ganz einfach zum Beispiel mit der 3–4–6-Regel: 3 Sekunden einatmen, 4 Sekunden den Atem anhalten und 6 Sekunden ausatmen. Das lange Ausatmen sorgt für den gewünschten Entspannungseffekt. Und wenn Sie das regelmäßig üben, hält er auch an.

KÖRPERREISE

Für diese Reise brauchen Sie kein Gepäck, nur einen Ort, an dem Sie sich bequem auf den Rückel legen und im übertragenen Sinn alle viere von sich strecken können.

~ *Schließen Sie Ihre Augen und atmen Sie ein paarmal tief ein und aus. Konzentrieren Sie sich dann nacheinander auf alle Körperteile.*

~ *Los geht's mit den Zehen. Versuchen Sie, sie in Gedanken zu lockern und dann schwer in den Untergrund sinken zu lassen. Wandern Sie weiter nacheinander beide Beine entlang.*

Wo liegt das linke Bein auf? Wo das rechte? Lassen Sie die Muskeln schwer werden und entspannt in die Tiefe sinken.

- *Wandern Sie gedanklich weiter nach oben. Spüren Sie, wie Ihre Hüfte aufliegt und Ihr Gesäß. Wie sich der Bauch sanft hebt und senkt im Rhythmus Ihres Atems. Wie der Rücken schwerer und schwerer wird und die Schultern nach unten sinken.*
- *Von den Schultern richten Sie Ihre Aufmerksamkeit auf den linken Arm. Wo liegt er auf? Wo kann er noch mehr nach unten sinken? Wie fühlt sich Ihre Hand an? Lassen Sie die Muskeln schwerer und schwerer werden.*
- *Danach ist der rechte Arm an der Reihe.*
- *Sammeln Sie Ihre Gedanken und nehmen Sie Ihren Hinterkopf wahr. Wo liegt er auf dem Untergrund auf? Lassen Sie Ihre Gesichtsmuskeln locker und genießen Sie die Entspannung für einen Moment.*
- *Danach wandern Sie langsam den umgekehrten Weg durch alle Körperteile zurück bis nach unten zu den Zehen und spüren sich.*
- *Um Ihre Körperreise zu beenden, räkeln Sie sich sanft, schütteln die Arme aus und gähnen. Öffnen Sie Ihre Augen wieder und atmen Sie noch kurz entspannt weiter.*
- *Setzen Sie sich langsam auf. Oder bleiben Sie einfach liegen und schlafen.*

SOGAR HAAREBÜRSTEN ENTSPANNT

Ausgiebiges Bürsten der Haare fördert nicht nur die Durchblutung der Kopfhaut und regt damit das Haarwachstum an. Es macht auch den Kopf richtig schön frei. Denn der mechanische Reiz stimuliert den Entspannungsnerv (Parasympathikus): am besten zuerst kopfüber 50 Bürstenstriche nach vorne, danach je 50 nach links und nach rechts.

EINFACH MAL NEIN SAGEN

Stress kann auch eine Folge von Überlastung sein. Und zu der kommt es unter anderem deshalb, weil wir uns viel zu oft nicht trauen, einfach mal Nein zu sagen. Statt uns selbst zu schützen, übernehmen wir eine Aufgabe nach der anderen. Und wundern uns dann irgendwann, warum wir so down sind.

Zum Glück kann jeder lernen, Nein zu sagen, damit weniger Stress in sein Leben zu lassen und sich dabei auch noch wohlzufühlen. Das Wichtigste ist, sich selbst die Erlaubnis zu geben, auch mal Nein zu sagen. Es beginnt also quasi im Kopf.

Hier ein paar kleine Tipps, wie Sie das Neinsagen umsetzen können:

- *Nehmen Sie sich das nächste Mal mehr Bedenkzeit, wenn Sie jemand um etwas bittet. Bei einem kleinen Wunsch reichen 5 Minuten. Bei einem größeren dürfen Sie ruhig auch eine Nacht darüber schlafen.*
- *Wenn Sie in dieser Zeit zu dem Entschluss kommen, dass Sie das, worum man Sie gebeten hat, nicht machen wollen, sagen Sie das klar und deutlich. Der kürzeste Weg ist, einfach zu sagen: »Tut mir leid, ich kann nicht/ich möchte nicht …« Mein Tipp: Machen Sie Ihren Standpunkt auch durch Ihre Körpersprache deutlich: fester Stand, Schultern zurück, deutlich vernehmbare Stimme, direkter Augenkontakt. Damit signalisieren Sie Ihrem Gegenüber: Widerstand zwecklos. Sie können natürlich auch sagen, dass Sie verstehen, dass etwas wichtig ist, es aber leider diesmal nicht geht.*

SOZIALE INTERAKTION UND POSITIVES DENKEN

Hätten Sie gedacht, dass gute freundschaftliche und familiäre Beziehungen sowie soziale Aktivitäten genauso wichtig für ein starkes Immunsystem sind wie zum Beispiel eine gesunde ausgewogene Ernährung? Tatsächlich zeigten Beobachtungsstudien, dass einsame Menschen anfälliger für Krankheiten sind und sogar früher sterben.[42]

Auch eine positive Lebenseinstellung fördert die körpereigenen Abwehrkräfte. Immun- und Nervenzellen können miteinander kommunizieren, weil sich an ihrer Oberfläche die gleichen Rezeptoren finden. Womöglich können sich so sogar manche Nerven direkt mit Immunorganen wie der Milz austauschen beziehungsweise Einfluss nehmen auf deren Aktivität. Außerdem erzeugt positives Denken positive Emotionen, die wiederum positiv auf den Bereich des Gehirns einwirken, der das vegetative Nervensystems steuert. Verblüffend ist eine Studie, die zeigte, dass gute Gedanken die Wirkung von Impfstoffen verbessern.[43] Also Achtung, was Sie so denken!

- *Will man Ihr Nein partout nicht akzeptieren, können Sie es mit einem Gegenvorschlag versuchen. »Das klappt leider nicht, aber ich kann …«*

Zugegeben: Manche Mitmenschen können ganz schön hartnäckig sein. Sie ziehen alle Register von der Schmeichelei (»Keiner kann das so gut wie du«) bis zur Drohung (»Wenn du das nicht machst, dann …«). Das führt dazu, dass wir uns unwohl fühlen, oder macht uns Angst oder nimmt uns den Mut, zu widersprechen. Außerdem will man ja auch nicht egoistisch wirken, sondern dazugehören. Aber wenn wir immer nur machen, was andere wollen, obwohl wir selbst keine Lust dazu haben, erzeugt das nur Stress. Es geht darum, selbst zu bestimmen, was und wie viel wir leisten möchten.

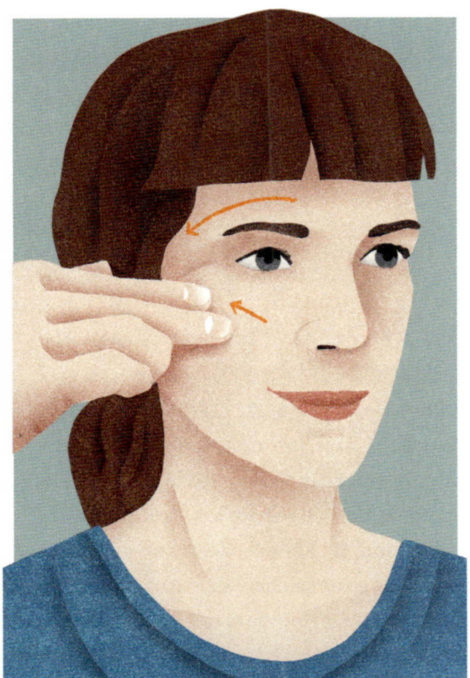

Entspannt in nur einer Minute

BLITZENTSPANNUNG

Zum Schluss noch eine der wohl schnellsten Entspannungseinheiten der Welt: Streichen Sie je 10- bis 15-mal mit einem oder zwei Fingern die Knochenbögen über und unter den Augen entlang – von innen nach außen oder einfach im Kreis. Und?

Dem Stress davonlaufen

Die Natur hat das eigentlich ganz gut eingerichtet: Die Stresshormone, die den Körper fluten, wenn man zum Beispiel in Gefahr ist, mobilisieren alles, um die Gefahrensituation bestmöglich zu überstehen. Früher wurden die Hormone beim Wegrennen oder Kämpfen nach und nach wieder abgebaut. Recht bald ist dadurch alles wieder beim Alten, also hormonmäßig.

Bis heute hilft daher Bewegung (Kämpfen ist sozial nicht so akzeptiert), Stress zu bewältigen. Denn auch wenn sich unser Lebensumfeld in den letzten rund 40 000 Jahren komplett verändert hat, stecken wir noch immer im selben Körper wie unsere Urzeitahnen. Unser Organismus hat nicht Schritt gehalten mit der Entwicklung um ihn herum. Stattdessen tickt er in vielerlei Hinsicht einfach weiter wie eh und je. Der entscheidende Unterschied: Wir können vor dem, was uns heute stresst – Job, Beziehung, sozialer Druck – schlecht davonrennen. Was wir aber können: in unserer Freizeit aktiver werden.

IMMUNBOOSTER SPORT

Zudem ist es so: Bewegungsmangel ist eine echte Immunbremse, denn Sport wirkt auf verschiedenen Ebenen positiv auf das Immunsystem. Er …

- *aktiviert die angeborene Immunantwort,*[43]
- *baut Stresshormone ab, die das Immunsystem blockieren,*
- *fördert die guten Darmbakterien, weil unser Körper dabei Substanzen (Endocannabinoide) produziert, die ähnlich wie Cannabis wirken und als »Mittler« das Mikrobenwachstum fördern, und*
- *verringert außerdem chronische Entzündungen, weil die Zahl der T-Zellen steigt.*[44]

Während eines Infekts allerdings ist Sport tabu. Ihr Körper braucht dann erst mal eine Auszeit. Der Abwehrkampf gegen Viren oder Bakterien ist anstrengend genug.

MEHR BEWEGUNG IN DEN ALLTAG BRINGEN

Wer rastet der rostet, hieß es früher. Und auch wenn wir keine Autos sind, ist daran etwas dran. Denn wer nicht regelmäßig aktiv wird, das zeigen viele Beobachtungstudien, läuft Gefahr, krank zu werden.
Die Weltgesundheitsorganisation (WHO) empfiehlt für Erwachsene 150 Minuten moderate, also gemächliche Bewegung in der Woche. Denselben Effekt haben 75 intensive Trainingsminuten, für die man weniger Zeit braucht, aber auch entsprechend mehr Gas geben muss. In der Praxis bedeutet das zum Beispiel: entweder länger im normalen Tempo spazieren gehen oder kürzer flott gehen

Tipp

Auch wenn es nach einem stressigen Arbeitstag guttut, sich zu bewegen – zu spät sollten Sie damit nicht dran sein. Denn die Bewegung aktiviert den Sympathikus, der hält Sie wach und lässt Sie nicht einschlafen. Dabei ist Schlaf genauso wichtig gegen Stress und für ein gesundes Immunsystem wie Bewegung (siehe Seite 48 f.).
Gegen einen gemütlichen Spaziergang ist allerdings auch zu späterer Stunde nichts einzuwenden. Im Gegenteil: Als tägliches Abendritual kann er das Einschlafen sogar fördern.

(gern bergauf), walken oder joggen. Neben diesem Ausdauertraining ist Krafttraining wichtig. Zweimal in der Woche sollten die Muskeln gezielt belastet werden – das stabilisiert unter anderem Wirbelsäule und Gelenke, gleicht muskuläre Dysbalancen aus, verbessert den Stoffwechsel, schützt vor Osteoporose und sogar das Gehirn.

Dehnen hilft

Hier noch eine Superübung für alle, die stressbedingt ständig die Schultern hochziehen und nicht ganz gerade sitzen. Genau diese Partie (Schulter und Brustmuskel) wird nämlich jetzt gedehnt.

1 Stellen Sie sich in Schrittstellung neben einen Türrahmen.
2 Legen Sie dann einen Arm im rechten Winkel gegen den Türrahmen (Ellbogen auf Schulterhöhe) und drücken Sie erst leicht, dann immer stärker dagegen, bis Sie die Dehnung im Brustmuskel spüren – und gleichzeitig wahrnehmen, wie sich die Schulter entspannt.
3 Halten Sie die Position ca. 20 Sekunden und atmen Sie dabei gleichmäßig. Dann ist die andere Seite dran.
4 Im Wechsel 2-mal pro Seite.

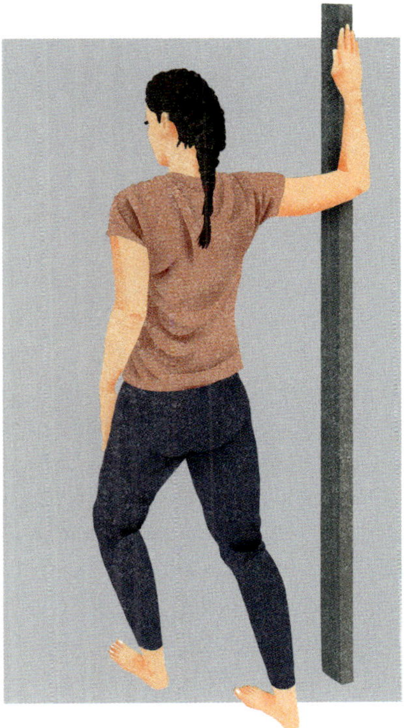

Anti-Stress-Futter

Nein, mit Anti-Stress-Futter meine ich weder die berühmt berüchtigten Gummibärchen in der Schreibtischschublade noch die obligatorische Tafel Schokolade im Küchenschrank. Es ist zwar verständlich, dass viele gerade in Stresssituationen Lust auf Süßes haben. Schließlich verspricht Zucker schnelle Energie – und davon braucht unser Gehirn in Stressphasen besonders viel. Und was die wenigsten wissen: Weil Zucker das Belohnungssystem im Gehirn aktiviert, lässt er uns für einen Moment unsere Sorgen vergessen.

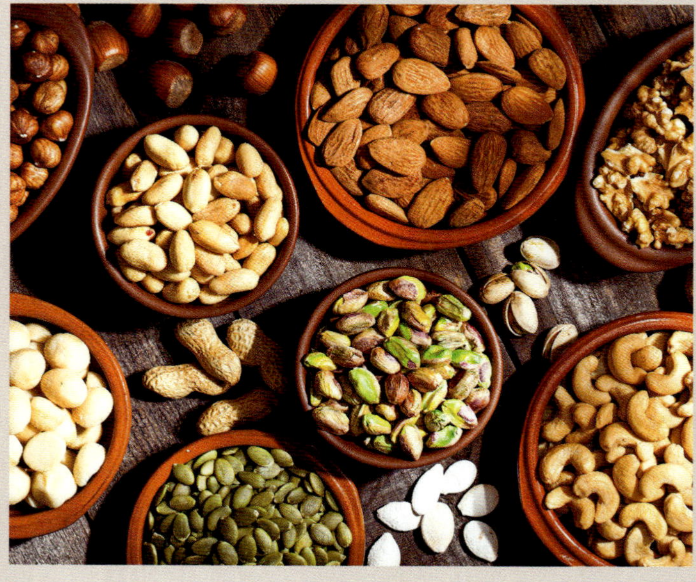

BLUTZUCKERFALLE

Das Dumme ist, dass dieser Effekt – schnelle Energie und gutes Gefühl – nicht lang anhält, dafür aber direkt eine andere »Futterkaskade« lostritt.

Denn Naschen treibt den Zuckerspiegel im Blut massiv in die Höhe. Um ihn zu normalisieren, schüttet die Bauchspeicheldrüse Insulin aus, das den Zucker in die Zellen transportiert, wo er verbrannt werden kann. Je mehr Insulin gelockt wird, desto rascher geht das. Allerdings sackt dadurch der Blutzucker auch genauso schnell wieder ab, wie er zuvor gestiegen ist. Und wir plumpsen mit ihm in ein Loch – was uns direkt wieder zum Naschen verleitet.

Auf Dauer ist Süßes also keine Lösung, mal ganz davon abgesehen, dass das ständige Insulin-Auf-und-Ab Übergewicht und Diabetes fördert.

ECHTE NERVENNAHRUNG

Was unser Körper bei Stress wirklich braucht, sind Vitamine und Mineralstoffe. Und die stecken nicht in Weingummi und Co., sondern in Gemüse, Vollkornprodukten und Obst. Ganz besonders gefragt sind:

~ *Vitamin C gegen Entzündungen und zur Senkung des Stresslevels*
~ *B-Vitamine für ein stabiles Nervenkostüm*
~ *Eisen, Selen und Zink als Antioxidanzien (Zellschutz)*
~ *Magnesium für die Entspannung*
~ *Omega-3-Fettsäuren zur Stabilisierung der Psyche*

Eine ausgewogene Ernährung schenkt nachhaltig Kraft und stärkt ganz nebenbei das Immunsystem.

GESUNDE SNACKS

Wenn Sie Süßes lieben, dann steigen Sie auf gesunde süße Snacks um wie Apfelchips (kann man gut selbst im Ofen machen), getrocknete Datteln, Aprikosen oder Pflaumen, am besten ohne Zuckerzusätze. Und zwei Löffel Honig am Tag (siehe Seite 179).

Sie greifen bei Stress lieber zu Chips und Ähnlichem? Das ist leider nicht besser, denn auch in ihnen stecken einfache Kohlenhydrate, die das Insulin triggern. Dazu kommt, dass die Kombi Kohlenhydrate und Fett es uns besonders schwer macht, mit dem Futtern aufzuhören (gilt auch bei Süßem wie Schokolade oder Nussnougatcreme).[45]

Der Ausweg? Nüsse statt Chips knabbern! Sie sind völlig zu Unrecht als Dickmacher verschrien, helfen sogar abzunehmen, schützen das Herz und – das Beste – sie sind Nervennahrung pur.[46]

Die Heilkraft des Schlafs

Schlaf ist ein Grundbedürfnis und wenn er zu kurz kommt, macht uns das nicht nur müde, unkonzentriert und schlecht gelaunt, sondern auf Dauer auch richtig krank. Schließlich stehen in unserem Körper einige Arbeiten an, während wir schlafen. Das Gehirn zum Beispiel sortiert, was sich zu merken lohnt und was nicht. Blutdruck und Blutzucker können auf ein gesundes Niveau sinken, Stoffwechselprozesse werden optimiert und Abfallstoffe entsorgt. Muskeln wachsen, Zellen regenerieren. Nehmen Dauer und/oder Qualität des Schlafs ab, laufen all diese wichtigen Prozesse nicht mehr reibungslos. Und das bleibt auf lange Sicht nicht ohne Folgen, sondern lässt das Risiko für Bluthochdruck ebenso in die Höhe steigen wie das für Übergewicht, Diabetes oder Demenz.
Natürlich kennt auch das Immunsystem keine Nachtruhe. Im Gegenteil: Es profitiert von der Energie, die wir an anderer Stelle einsparen, weil wir schlafen, und kann entsprechend kraftvoll zuschlagen. Auch die Wundheilung wird beschleunigt. Dagegen reichen schon ein paar Stunden weniger an Schlaf aus, um die Funktion der T-Zellen deutlich zu beeinträchtigen[47] – auch kurzfristig. Wissenschaftler gehen zudem davon aus, dass unsere Abwehrzellen im Tiefschlaf ihr Langzeitgedächtnis entwickeln.[48]

Vor allem aber macht zu wenig Schlaf in der Nacht tagsüber anfälliger für Stress – und damit wird schnell eine negative Lawine losgetreten. Denn ein hohes Stresslevel lässt uns am nächsten Abend, weil das vegetative Nervensystem hochgepeitscht ist, wieder schlechter einschlafen. Entsprechend gerädert sind wir am Morgen und so weiter und so weiter. Es ist also wichtig, rasch den Absprung zu schaffen, um auf gut 5 Stunden Schlaf zu kommen – das ist die Mindestzeit, die das Immunsystem braucht. Oder besser auf 6–9 Stunden Schlaf, die viele Erwachsene brauchen.

DEN URSACHEN AUF DER SPUR

Sie schlafen oft schlecht? Schauen Sie als Erstes, woran es liegen könnte. Haben Sie gerade viel um die Ohren? Belastet Sie etwas? Arbeiten Sie Schicht? Schnarcht der Mensch neben Ihnen im Bett? Oder gibt es ein Kind, das jede Nacht zu Ihnen unter die Decke schlüpft? Vielleicht liegt Ihr Schlafzimmer zu einer lauten Straße hin? Oder eine Straßenlaterne leuchtet durchs Fenster? Ein Schlaftagebuch hilft, sich Klarheit zu verschaffen.
Auch eine Vielzahl von Erkrankungen können negative Auswirkungen auf den Schlaf haben, allen voran Schmerzen, aber auch unruhige Beine (Restless-Legs-Syndrom), Schlafapnoe oder eine Schilddrüsenüberfunktion. Lassen Sie das bei Verdacht unbedingt von Ihrem Arzt oder Ihrer Ärztin abchecken.

BESTE VORAUSSETZUNGEN FÜR GUTEN SCHLAF

- **Die richtige Temperatur:** *Um die 18 Grad sollte es im Schlafzimmer haben.*
- **Ausreichende Dunkelheit:** *Je heller es ist, desto schlechter schläft man. Denn Licht hemmt die Melatoninbildung.*
- **Handy aus!** *Das blaue Licht der Geräte vermindert ebenfalls die Ausschüttung des Schlafhormons Melatonin.*
- **Koffeinfreier Nachmittag:** *Die Halbwertszeit von Koffein beträgt 4–6 Stunden. Kaffee, Tee, Cola oder Energydrinks am Nachmittag lassen uns abends nicht zur Ruhe kommen.*
- **Leicht verdauliche Kost am Abend:** *So muss der Körper nicht zu viel Verdauungsarbeit leisten.*

DIE MACHT DER RITUALE

Die Ordnungstherapie (siehe Seite 46 f.) hilft bei Schlafproblemen sehr. Ich sag nur Einschlafrituale. Die helfen nämlich nicht nur kleinen Kindern, sondern auch uns Erwachsenen: Wenn der Körper weiß, was kommt, fällt es ihm leichter, »runterzufahren«. Regelmäßigkeit ist hier das Zauberwort. Wie die genau aussieht, kann jeder für sich selbst festlegen. Für die einen ist es ein Abendspaziergang, für die anderen eine Tasse Tee, eine kurze Meditation oder Atemübung (siehe Seite 164). Wieder andere hören klassische Musik oder lesen noch ein paar Seiten … Egal, was es ist: Das immer gleiche Ritual baut Stress ab und macht den Kopf frei. So kann auch der Schlaf kommen.

Wenn am nächsten Tag etwas Besonderes ansteht, das Sie schwer zur Ruhe kommen lässt, hilft es, vor dem Schlafengehen aufzuschreiben, was alles zu tun ist. Das stoppt das Gedankenkarussell.

Und was tun, wenn sich, kaum hat man sich ins Bett gelegt, die Panik breitmacht, wieder mal nicht schlafen zu können? Sagen Sie in so einem Fall positive Sätze wie »Ich bin entspannt« oder »Ich muss gar nicht schlafen« in Gedanken immer wieder wie ein Mantra vor sich hin. Das bringt den Geist zur Ruhe – und etwas später auch den Körper.

Natürliche Einschlafhilfen

Der schnelle Griff zur Schlaftablette ist vielleicht verführerisch, aber auch ganz schön gefährlich. Manche können bereits innerhalb weniger Wochen abhängig machen. Rund eine Million Menschen sind allein hierzulande abhängig von verschreibungspflichtigen Schlafmitteln. Folgende Hausmittel sind dagegen komplett nebenwirkungsfrei.

WARMES FUSSBAD

Wissenschaftler haben herausgefunden, dass man mit kalten Füßen länger zum Einschlafen braucht als mit warmen. Deshalb rate ich zu einem warmen Fußbad – aber zur richtigen Zeit. Denn die Forscher haben auch entdeckt, dass die erwünschte Wirkung nur dann eintritt, wenn zwischen Fußbad und Schlafengehen ziemlich genau 90 Minuten liegen.[49]
Nach dem Bad das Wasser nur abtupfen und dicke Socken anziehen. Wer mag, gibt ein paar Tropfen ätherisches Öl mit etwas Milch zum Emulgieren ins Wasser. Der Duft von Baldrian, Hopfen oder Lavendel wirkt entspannend, Ingweröl kurbelt die Durchblutung an und heizt so zusätzlich ein.

BALDRIANTEE

1 Teelöffel klein geschnittene Baldrianwurzel in einer Tasse mit 150 Milliliter heißem Wasser übergießen und 10 Minuten abgedeckt (riecht nach nassem Hund) ziehen lassen. Abseihen und vor dem Schlafengehen trinken. Eine sehr gute Wirkung hat man in der Regel, wenn man den Tee 14 Tage regelmäßig getrunken hat.

WARME MILCH MIT HONIG

Dass die hilft, wussten schon unsere Großmütter, wenn auch nicht, warum. Heute weiß man's: Verantwortlich für die schlaffördernde Wirkung ist die Aminosäure Tryptophan in der Milch. Aus ihr bildet unser Körper den »Glücksbotenstoff« Serotonin und das Schlafhormon Melatonin, die beide maßgeblich am Schlaf-wach-Rhythmus beteiligt sind. Der Honig dazu bewirkt, dass Insulin ausgeschüttet wird, das das Tryptophan schneller ins Gehirn befördert. Mein Tipp: Verwenden Sie Baldrianhonig. Dafür erwärmen Sie in einem kleinen Schraubglas 1 Esslöffel gepulverte Baldrianwurzel mit 50 Gramm halbflüssigem Honig über einem heißen Wasserbad. Danach können Sie das Ganze noch nach Belieben mit etwas Zimt-

oder Kardamompulver abschmecken. Etwa 30 Minuten vor dem Schlafengehen 1 Esslöffel von dem Baldrianhonig in 1 Tasse warme Milch rühren (oder auch in eine Tasse Melissentee, wenn Sie das lieber mögen).

ASHWAGANDHA

Ashwagandha ist eine Heilpflanze aus dem Ayurveda und als Tee, Sirup, Tinktur, Pulver oder in Kapselform erhältlich. Bei uns heißt sie auch einfach Schlafbeere – wodurch schnell klar wird, was sie kann. Sie baut zudem Ängste ab und hilft bei der Stressbewältigung. Nehmen Sie das Präparat abends gemäß Packungsangabe ein.

SCHLAFKISSEN

Sie können auch einen kleinen Kissenbezug mit Reißverschluss (ca. 40 x 20 Zentimeter) 5–7 Zentimeter dick mit getrockneten Kräutern füllen, die eine entspannende Wirkung haben. Das sind zum Beispiel Lavendel, Kamille, Melisse, Pfefferminze oder Rose. Wenn Sie das Kissen zum Schlafen in den Nacken oder als Seitenschläfer neben Ihr Gesicht legen, entfalten sich die Wirkstoffe über die Haut und die Atemwege und lässt Sie friedlich schlummern.

Für eine noch stärkeren Effekt können Sie das Kissen jeden Abend mit 2 Tropfen ätherischem Öl beträufeln.

AKUPRESSUR

Der Punkt Bl 62 (Blasenmeridian) befindet sich in der Vertiefung am unteren Rand des äußeren Fußknöchels. Massieren Sie ihn kreisend, das verhilft ebenfalls zu einem ruhigen Schlaf – und ist völlig nebenwirkungsfrei.

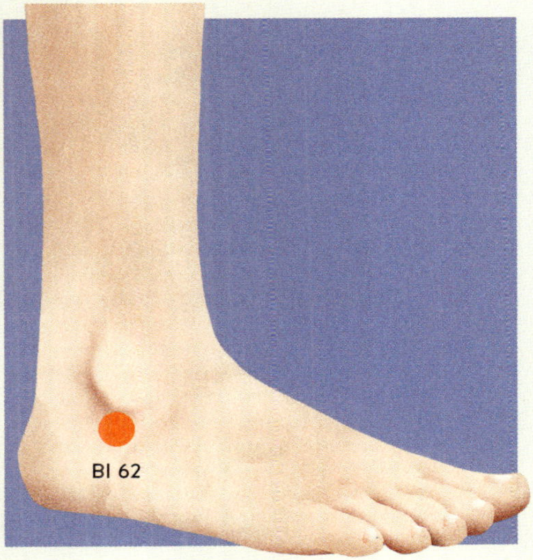

Super-Booster für das Immunsystem

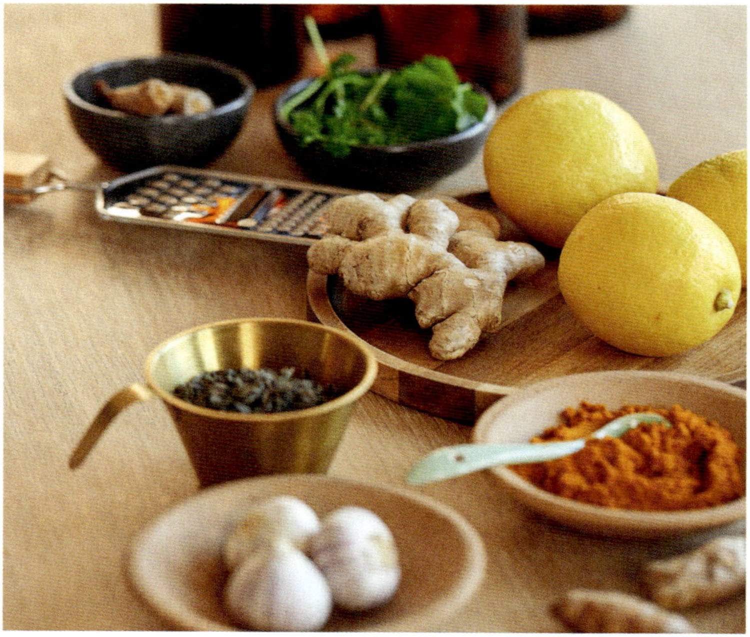

Die Selbstheilungskräfte des Körpers faszinieren mich bis heute – und genauso, wie viele naturheilkundliche Mittel und Wege es gibt, um sie mal sanfter, mal etwas stärker anzustoßen. Denn damit lässt sich nicht nur oft auf »klassische« Medikamente verzichten. Wir haben unsere Heilung sowie den Erhalt

unserer Gesundheit auch viel mehr selbst in der Hand. Noch besser ist es natürlich, möglichst erst gar nicht krank zu werden. Das geht nämlich auch. Bestimmt gibt es in Ihrem Bekanntenkreis jemanden, der irgendwie nie krank ist und an dem jede noch so heftige Erkältungswelle, jede Schnupfennase spurlos vorüberzugehen scheint, während andere sich ständig schlapp fühlen, jede Erkältung »mitnehmen« oder immer wieder Magen-Darm-Infekte haben.
Sie möchten zu den Widerstandsfähigen gehören? Dann legen Sie los. Was Sie dazu brauchen, ist ein starkes Immunsystem, das Ihren Körper befähigt, sich gegen Viren und Co. zu behaupten und aus eigener Kraft gesund zu bleiben.

Meine 15 liebsten Super-Booster

In diesem Kapitel habe ich Ihnen noch einmal meine 15 liebsten Super-Booster zusammengestellt. Ich verspreche Ihnen: Da ist für jeden etwas dabei, um sich ab jetzt besser, stärker und kraftvoller zu fühlen und die nächste Virensaison deutlich gesünder zu überstehen. Das Beste: Das alles ist gar nicht aufwendig. Eine kurze Anwendung hier, ein einfaches Rezept da – mehr braucht es nicht, um die Abwehrkräfte jeden Tag fitter und stärker werden zu lassen.

Picken Sie sich raus, was Ihnen am besten gefällt, was lecker schmeckt und was sich gut in Ihren Alltag integrieren lässt. Ein paar davon sind meist genug! Sie müssen nicht alles umsetzen. Vermutlich würde Ihnen dann auch schnell die Lust vergehen. Dabei ist eins doch besonders wichtig: am Ball zu bleiben. Eine Routine zu entwickeln. Seinen eigenen Weg zu finden. In dem Fall bringen nämlich auch kleine Veränderungen was. Sie wissen schon: Steter Tropfen höhlt den Stein. Ich bin gespannt, was in Ihrem Leben einen festen Platz findet. Auf Seite 183 finden Sie eine Checkliste, in der Sie notieren können, wie die einzelnen Booster Ihnen gefallen haben.

HYGIENE IST AUCH WICHTIG

Viele Krankheitserreger sind gesellige Typen. Sie halten sich bevorzugt da auf, wo viel los ist. Wenn man ein paar einfache Dinge beachtet, vermiest man ihnen die Party. Was neben regelmäßigem Händewaschen dazugehört, verrate ich Ihnen auf Seite 184 f.

#1 Kurkuma-Honig-Paste

Lust auf einen ungewöhnlichen Aufstrich, der gut ist fürs Immunsystem? Dann probieren Sie doch einmal dieses Rezept:
35 Gramm Kurkumapulver mit 1 Teelöffel Pfeffer in 120 Milliliter Wasser aufkochen und zu einer dicken Paste verrühren. Den Topf vom Herd nehmen und 50 Gramm Kokosöl untermischen. Die Masse abkühlen lassen, 100 Gramm Honig und 25 Gramm Leinöl unterrühren. Die Masse in ein sauberes Schraubglas füllen und im Kühlschrank aufbewahren. Sie quillt im Laufe einiger Stunden zu einer streichfähigen sämigen Paste. Vor der Entnahme die Kurkuma-Honig-Paste noch mal durchrühren.
Streichen Sie täglich 1 Esslöffel davon aufs Brot oder gießen Sie sie mit Milch beziehungsweise Pflanzendrink auf. Oder Sie rühren den Immunbooster unter Müslis, Süßspeisen, Obstsalate.

#2 Ölziehen

Nehmen Sie morgens 1 Esslöffel Sesam-, Sonnenblumen-, Oliven- oder Leinöl in den Mund und ziehen Sie das Öl 2–5 Minuten lang durch die Zähne hin und her. Danach das Öl ausspucken.
Sie können das täglich machen oder mehrmals im Jahr als Kur jeweils vier Wochen lang; dabei wochenweise zwischen Sesam-, Sonnenblumen-, Oliven- und Leinöl wechseln.
Dieses ayurvedische Verfahren entfernt schädliche Keime, gegen die der Körper dann gar nicht erst mobil machen muss. Das stärkt die Abwehr und beruhigt zudem das Zahnfleisch. Auch gegen Mundgeruch hilft Ölziehen. Das Zähneputzen ersetzt es allerdings nicht.

#3 Knoblauchsirup-Drink

8 Knoblauchzehen schälen und in den Mixer geben. Dann 50 Milliliter Apfelessig mit 200 Gramm Honig hinzufügen und untermischen. Den Sirup in ein Glas geben und im Wasserbad bei kleinster Hitze ca. 15 Minuten leicht erwärmen (nicht mehr als 40 °C). Das Glas verschließen und den Knoblauchsirup ca. 5 Tage im Kühlschrank aufbewahren, dabei täglich einmal durchmischen.
Morgens 2 Teelöffel Knoblauchsirup in ein Glas warmes Wasser geben und auf nüchternen Magen trinken.
Regelmäßig eingenommen reduziert dieses Hausmittel das Auftreten von Erkältungen und Infektionen. Das im Knoblauch enthaltene Allicin macht den Sirup zu einem starken natürlichen Antibiotikum, dazu kommen die antibakteriellen Eigenschaften des Honigs. Gleichzeitig werden Viren (die häufigsten Auslöser von Grippe und Erkältungen) und Pilze im Wachstum gehemmt.

#4 Natürliche Antibiotika

Gerade wenn Sie öfter Infekte haben, machen Sie einen großen Bogen um Antibiotika. Diese sind dem Ernstfall vorbehalten und zerstören jedes Mal unsere Darmflora – der Körper hat es noch schwerer, das Immunsystem wieder aufzubauen. Es gibt pflanzliche Antibiotika aus Meerrettich und Kapuzinerkresse. Die in ihnen enthaltenen Senföle wirken gegen Viren, Pilze und, wie eine Studie am Universitätsklinikum Freiburg gezeigt hat, gegen 13 verschiedene Bakterienarten, sogar gegen den »Krankenhauskeim« MRSA. Auch Thymian und Propolis, ein von Bienen produziertes Harz, gelten als natürliche Antibiotika mit einem breiten Spektrum gegen Viren und Bakterien. Alle sind auch in Kapselform oder Extrakt zur hoch dosierten Einnahme erhältlich (Apotheke).

#5 2 Esslöffel Honig am Tag

In einer österreichischen Ernährungsstudie[50] wurde die Wirkung von Honig auf das Immunsystem, das Gewicht, das Essverhalten und das allgemeine Wohlbefinden getestet. Die Probanden (50 Erwachsene) bekamen für ihre tägliche Ernährung keine Einschränkungen oder Vorgaben. Die einzige Bedingung war, dass über einen Zeitraum von acht Wochen täglich mindestens 2 Esslöffel Honig (50 Gramm) gegessen wurden. Die Ergebnisse der Studie zeigen, dass die Einnahme von mindestens 2 Esslöffeln Honig am Tag zu einer deutlichen Absenkung der Belastung mit freien Radikalen und zu einer Verbesserung des Immunstatus führt. Darüber hinaus verringerte Honig den Appetit auf Süßigkeiten und ermöglichte bei 46 Prozent der Probanden eine Gewichtsabnahme ohne Diät. Positive Wirkungen hatte Honig auch auf verschiedene Befindlichkeiten wie Schlafverhalten, Leistungsfähigkeit, Verdauung, Häufigkeit von Kopfschmerzen und Muskelkrämpfen. Auf die Werte von Cholesterin, Triglyceriden, Harnsäure und Ferritin im Blut hatte Honig keinen Einfluss.

#6 Power-Trunk

1 Stück Ingwer und 2 Knoblauchzehn schälen und im Mixer zerkleinern oder fein reiben. Zusammen mit dem Saft von 1 Zitrone und 1 Teelöffel Honig in ein Schraubglas geben, verschließen und 1 Tag ziehen lassen. Am nächsten Tag die entstandene Flüssigkeit abseihen und 250 Milliliter Wasser dazugeben – fertig ist der Power-Trunk. Er hält sich ein paar Tage in einem verschlossenen Glas im Kühlschrank, weil der Honig wie ein Konservierungsmittel wirkt.
Nehmen Sie täglich 2 Esslöffel von diesem Power-Trunk ein.

#7 Vitamin C, Zink und Selen

Wer häufig Infekte hat, kann sein Immunsystem mit Vitaminen und Mineralstoffen stärken. Dazu können Sie natürlich kurmäßig drei Wochen lang Vitamin C, Zink, Selen und Vitamin E und D in Tablettenform einnehmen. Ich empfehle allerdings, lieber drei Wochen lang jeden Morgen Obst und Gemüse in einen Mixer zu werfen, die die gleichen Inhaltsstoffe enthalten, unser Immunsystem aber noch auf viele andere Wege unterstützen. Der morgendliche Smoothie liefert unglaublich viele Ballaststoffe, Vitamine, Mineralien und pflanzliche Schutzstoffe, die Sie gut durch den Tag bringen.
Smoothies aus dem Supermarkt gelten nicht. Sie enthalten fast immer viel zu viel Zucker, was auch am hohen Fruchtanteil liegt. Idealerweise sollte Gemüse die Hauptzutat sein – 60–80 Prozent davon sind super. Deshalb heißt es hier besser: Ab in die Küche und ran an den Mixer. Dabei ist Freestyle angesagt!
Mixen Sie jeden Tag zwei dieser Gemüse: Zucchini, Sellerie, Rote Bete, Gurke, Tomate, Spinat, Grünkohl, Lauch, Brokkoli oder was Ihnen sonst so schmeckt und roh gegessen werden kann.
Ergänzen Sie den Mix nach Wahl mit Zitronensaft, Orangensaft, Apfelsaft, Beeren, Eiswürfeln, Wasser, (Pflanzen-)Milch, Banane. Außerdem wegen der gesunden Omega-3-Fettsäuren mit Nüssen, Samen und Leinöl. Diese machen gleichzeitig die fettlöslichen Vitamine verwertbar. Insgesamt sollten Sie auf eine Menge von etwa 200 Milliliter kommen. Finden Sie Ihre Lieblingsvarianten!

#8 Kalter Guss

Kalte Güsse fördern nachweislich die Produktion von sIgA, also den Antikörpern, die uns vor allem auf unseren Schleimhäuten verteidigen. Machen Sie jeden Tag einen kalten Guss, denn das verkürzt Infekte und wirkt vorbeugend. Oder sie machen wie ich nach jeder warmen Dusche alle drei nachfolgenden Güsse. Dazu einfach den Duschkopf abschrauben oder gleich ein Kneipp'sches Rohr nutzen (gibt's als Brauseaufsatz im Fachhandel oder im Internet) und mit dem kalten, gebündelten Wasserstrahl entweder die Beine bis zum Knie, die Arme bis zur Schulter oder das Gesicht ca. 30 Minuten kalt abspülen. Immer auf der rechten Seite beginnen und nicht abtrocknen, sondern das Wasser nur abstreifen.

#9 Salbeiwein

Geben Sie 20 Gramm frische Salbeiblätter in ein Glas und gießen Sie mit 1 Liter halbtrockenem Weißwein auf. Wer lieber Rotwein

mag, kann auch den verwenden. Diesen Ansatz dann 10–14 Tage an einem hellen Ort ziehen lassen und zwischendurch immer mal wieder schütteln. Nach der Ziehzeit abseihen und in eine saubere Flasche umfüllen.
Bewahren Sie den Salbeiwein im Kühlschrank auf und trinken Sie in der Grippezeit als Kur täglich ein Likörglas davon, um Erkältungsviren das Leben schwer zu machen. Auch gut nur zum Gurgeln. Wichtig: Mehr ist hier nicht mehr, nicht nur wegen des Alkohols. Auch ein Inhaltsstoff des Salbeis, Thujon, kann in zu großen Mengen der Gesundheit schaden.

#10 Sauna

Wenn wir krank werden, entwickelt unser Körper Fieber. Damit aktiviert er die Killerzellen und das sogenannte angeborene Immunsystem, das sich auch neue, unbekannte Keime vorknöpfen kann. Außerdem mögen viele Keime keine hohen Temperaturen und sterben deshalb ab. Diesen Effekt können Sie auch mit regelmäßigen Saunagängen erreichen. Keime werden durch die Hitze abgetötet und das Immunsystem kommt in einen Alarmzustand. Es lohnt sich, regelmäßig jede Woche 1- bis 2-mal in die Sauna zu gehen und das Immunsystem zu trainieren. Außerdem senkt die Sauna auch das Risiko für viele andere Erkrankungen, insbesondere des Herz-Kreislauf-Systems, Demenz oder rheumatische Erkrankungen. Also immer mal wieder in die Schwitzhütte! Kleine Einschränkung: Wenn Sie sich bereits einen Infekt eingefangen haben, ist Saunieren nichts. Die Hitze kann dann Erkältung und Co. noch verschlimmern und belastet außerdem das ohnehin schon angeschlagene Herz-Kreislauf-System zusätzlich.

#11 Spazieren gehen

Klar, den Spruch kennt jeder: Geh mehr an die frische Luft und es geht dir besser. Woran's liegt? Draußen bildet der Körper durch das UV-Licht Vitamin D (übrigens auch bei wolkenverhangenem Himmel), wir atmen tief durch, bekommen den Kopf frei und die Bewegung aktiviert viele Stoffwechselprozesse. Doch warum stärkt Bewegung auch das Immunsystem?
Wenn wir uns bewegen, schüttet der Körper Adrenalin aus und aktiviert damit die natürlichen Killerzellen wie auch andere Zellen der Immunabwehr. Die verstärkte Durchblutung führt dazu, dass die Immunzellen sich schneller im Körper verteilen. Wichtig ist, sich nicht zu hoch zu belasten. Jeden Tag bei jedem Wetter 30 Minuten straffes Gehen an der frischen Luft – das ist eine große Hilfe fürs Immunsystem.

#12 Schlafhygiene

5 Stunden guten Schlaf braucht unser Immunsystem jede Nacht mindestens, um sich zu regenerieren. Bekommt der Körper diese wichtige Zeit nicht, um sich zu entgiften und auch die Abwehr wieder neu aufzustellen, sind alle Bemühungen am Tag für ein besseres Immunsystem vermutlich umsonst. Nehmen Sie Schlafstörungen also ernst. Zusätzlich zu einer guten Schlafumgebung, einem stabilen Rhythmus, gesunder Ernährung und Bewegung, hilft ein Schlaftee. Sie können sich meinen kräftigen Schlaftee in der Apotheke mischen lassen, aus folgenden Pflanzen zu gleichen Teilen: Hopfenzapfen, Melissenblätter, Johanniskraut, Lavendelblüten und Baldrianwurzel. Oder sie probieren es mit einem homöopathischen Mittel: Coffea (bei Gedankenkreisen, Herzklopfen) oder Nux vomica (bei Ärger oder Überarbeitung) oder Cocculus (bei Schwäche und Schwindel) – jeweils in der Potenz D6, 5 Kügelchen 1 Stunde vor dem Einschlafen.

#13 Verdauung ankurbeln

Aus den asiatischen Medizinsystemen wissen wir, wie wichtig es für den gesamten Organismus ist, dass das Verdauungsfeuer in Gang bleibt, dass unsere Verdauung einfach gut läuft. Also tun Sie etwas dafür, jeden Tag! Egal, ob mit Brottrunk, Apfelessig, Trockenfrüchten, Leinsamen oder einem kräftigen italienischen Kaffee. Eine gute Verdauung ist die Grundbedingung auch für ein stabiles Immunsystem.

#14 Echinacea

Echinacea – Sonnenhut – ist eine Zierpflanze, die ursprünglich aus Nordamerika stammt. Sie hat einen guten Einfluss auf das Immunsystem, steigert den Appetit der Fresszellen und führt zu einer vermehrten Bildung von T-Helferzellen und Zytokinen, die Abwehrzellen aktivieren. Bei Infektanfälligkeit empfehle ich eine dreiwöchige Kur mit einer Echinacea-Urtinktur: täglich 4-mal je 5–10 Tropfen einnehmen. Dann erst mal Pause machen, denn die Stimulation der Zellen hält an.

#15 Stress ade!

Größter Feind unseres Immunsystems ist sicherlich der Stress. Und das heißt: Alles, was uns hilft, uns wieder zu regulieren und runterzufahren, ist hilfreich. Deshalb verordnen Sie sich erstens jeden Tag etwas zum Lachen (Comics lesen, mit der Freundin telefonieren, Comedy schauen …) und zweitens vergessen Sie nicht, jemanden fest in den Arm zu nehmen. Da sinken die Stresshormone sofort und das Immunsystem bekommt ein wenig Rückenwind.

Checkliste zum Ankreuzen

MASSNAHME	HAT MIR GUT GEFALLEN/ GUTGETAN	NOCH MAL AUSPROBIEREN	EHER NICHTS FÜR MICH
#1 Kurkuma-Honig-Paste			
#2 Ölziehen			
#3 Knoblauchsirup-Drink			
#4 Natürliche Antibiotika			
#5 2 EL Honig am Tag			
#6 Power-Trunk			
#7 Vitamin C, Zink und Selen			
#8 Kalter Guss			
#9 Salbeiwein			
#10 Sauna			
#11 Spazieren gehen			
#12 Schlafhygiene			
#13 Verdauung ankurbeln			
#14 Echinacea			
#15 Stress ade!			

Hygiene-Einmaleins

Die meisten Infekte breiten sich über den Kontakt mit anderen Infizierten aus, manche werden durch verunreinigte Lebensmittel übertragen. In beiden Fällen verringern ein paar einfache Hygieneregeln das Risiko.

HÄNDEWASCHEN

Hände sind die Hauptüberträger von Keimen (Kontakt- oder Schmierinfektion). Wer sich und andere schützen will, sollte sie häufig und gründlich waschen – gerade in der Erkältungszeit. Das gilt natürlich besonders, wenn viele Menschen aufeinandertreffen, zum Beispiel bei einem Meeting oder in der U-Bahn. Wichtig: nicht zu kurz waschen und gründlich einseifen, auch zwischen den Fingern und am Handrücken, und gut abtrocknen. In öffentlichen Toiletten den Wasserhahn nach dem Händewaschen mithilfe eines Einweghandtuchs oder des Ellbogens schließen und auch die Türklinke nach draußen mit den Papiertuch oder dem Arm runterdrücken.
Verblüffend: Hätten Sie gedacht, dass wir uns im Durchschnitt fast viermal pro Stunde ins Gesicht fassen? Das hat zumindest eine amerikanische Studie gezeigt.[51] Weil wir dabei ganz automatisch immer wieder mit den Schleimhäuten von Mund, Nase und Augen in Kontakt kommen, gelangen Krankheitserreger von Türklinken oder anderen Oberflächen direkt zu uns. Also Hände aus dem Gesicht lassen!

ABSTAND HALTEN

Da niest einer in seine Hand, gibt diese kurz danach einem anderen, der wiederum kratzt sich an der Nase. Schon haben ein paar Erreger einen neuen Wirt gefunden. Genauso wie beim Küssen übrigens. Deswegen sollten Sie im Krankheitsfall direkten Körperkontakt lieber vermeiden. Und bei einer Tröpfcheninfektion braucht es nicht einmal den, um sich anzustecken. Hier verbreiten sich die Krankheitserreger zum Beispiel beim Niesen, Husten oder Sprechen durch winzige Speicheltröpfchen über die Luft und werden dann eingeatmet. Was hilft? Ganz einfach: Abstand halten! Ein bis zwei Meter reichen. Ist ein Familienmitglied erkrankt, sollte man sich möglichst wenig im selben Raum aufhalten.

DESINFEKTIONSMITTEL

Desinfektionsmittel sind in den meisten Fällen überflüssig, häufiges Händewaschen, Abstandhalten und das Vermeiden von engem Körperkontakt mit Erkrankten sind in der Re-

gel Schutz genug. Es gibt jedoch Ausnahmen: Ein Angehöriger leidet an einer hochansteckenden Infektion, die Kontaktperson des Erkrankten hat ein schwaches Immunsystem (zum Beispiel aufgrund einer chronischen Krankheit oder Chemotherapie) oder bei Kontakt mit infektiösem Material.
Wenn Sie Desinfektionsmittel verwenden, dann sollten sie vom Verbund für angewandte Hygiene e. V. zertifiziert sein, erkennbar an dem Hinweis: »VAH-zertifiziert« oder »VAH-gelistet«. Alles andere können Sie es sich gleich sparen. Am besten lassen Sie sich in der Apotheke beraten, auch zum richtigen Gebrauch.

LÜFTEN

In der Heizperiode sorgt regelmäßiges Stoßlüften (mehrmals am Tag ein paar Minuten) für frische und saubere Luft in den Räumen. Das ist gut für die Schleimhäute, weil sie weniger austrocknen, und mindert zugleich die Konzentration möglicher Krankheitserreger in der Luft. Ganz besonders gilt das natürlich, wenn ein Familienmitglied erkrankt ist, weil das Risiko für eine Tröpfcheninfektion reduziert wird.

IMPFSCHUTZ

Lassen Sie sich gegen Influenza und Pneumokokken impfen (siehe Seite 24 f.). Das ist zwar keine Garantie dafür, gesund durchs Jahr zu kommen, reduziert jedoch die Wahrscheinlichkeit einer schweren Infektion drastisch.

VERANTWORTUNG ZEIGEN

Vermeiden Sie, wenn Sie selbst krank sind, Umarmungen und Küsse und geben Sie anderen auch nicht die Hand. Den Kontakt zu Schwangeren, Säuglingen, Alten, Immungeschwächten und anderen besonders gefährdeten Menschen sollten Sie möglichst ganz vermeiden.
Bei Magen-Darm-Infektion mit Durchfall oder Erbrechen gilt: Erst dann wieder zurück zur Arbeit, in die Schule oder in die Kindertageseinrichtung gehen, wenn alle Krankheitssymptome abgeklungen sind.

Tipp

Niesen oder husten Sie in den Ellbogen, damit Viren sich nicht in der Luft ausbreiten beziehungsweise auf die Hände gelangen.

Quellen

[1] N. N.: »Wie viele Immunzellen hat unser Körper?«. scinexx.de. 24.10.2023.

[2] Vgl. Antwerpes A., Fuhrmann N., Ostendorf N. et al.: »Hautflora«. DocCheck Flexikon; Grice E. A., Kong H. H., Conlan S. et al.: »Topographical and temporal diversity of the human skin microbiome«. Science 324 (2009). 1190–1192.

[3] Vgl. N. N.: »Übertragungsweg: Wie Krankheitserreger weiterverbreitet werden«. BIÖG infektionsschutz.de.

[4] Vgl. N. N.: »Nie wieder erkältet« Brigitte 25/2024. S. 100.

[5] Vgl. N. N.: »Immunologie: Guter Schlaf weckt das Immunsystem«. News LMU online. 07.03.2024; vgl. N. N.: »Schlafmangel gefährdet Impfstoffwirkung«. Deutsches Ärzteblatt. 01.08.2012.

[6] Vgl. Saint-André V., Charbit B., Biton A. et al.: »Smoking changes adaptive immunity with persistent effects«. Nature 626 (2024). 827–835.

[7] Vgl. »Rauchen und bakterielle Infektionen Teil II«. dkfz online. 2009.

[8] Vgl. N. N.: »E-Zigaretten schaden Immunzellen der Lunge«. Lungeninformationsdienst online. 17.09.2018. Vgl. Meyer R.: »E-Zigaretten: Risiko für Pneumonien könnte erhöht sein«. Deutsches Ärzteblatt online. 08/2018. Vgl. Gallus S.: »E-Zigaretten machen anfälliger für Infektionen«. Medical Tribune. 18.04.2020.

[9] Vgl. N. N.: »Ernährung: ›Cheat Days‹ beeinträchtigen vorübergehend das Immunsystem«. Pressemitteilung UKE online. 14.08.2023; vgl. Siracusa F., Schaltenberg N., Kumar Y. et al.: »Short-term dietary changes can result in mucosal and systemic immune depression«. Nat. Immunol. 9 (2023). 1473–1487.

[10] Vgl. N. N.: »Fastfood macht Immunsystem aggressiver«. Ärztezeitung online. 16.01.2018.

[11] Vgl. N. N.: »Wie Stoffwechsel und Immunsystem interagieren«. Thieme Natürlich Medizin! 29.04.2023.

[12] »Schlafmangel schadet Körperabwehr«. hkk online. 05/2021; vgl. Vieweg M.: »Ausschlafen schützt vor Erkältungen«. natur. 31.08.2015.

[13] Vgl. N. N.: »Wie Schlaf das Immunsystem stärkt«. Das Klinikum. 12.02.2019; vgl. N. N.: »Immunologie: Guter Schlaf weckt das Immunsystem«. a. a. O.

[14] Vgl. N. N.: »Warum Immun-Stammzellen im Alter schwinden«. News HZI online. 02.03.2012.

[15] Vgl. Bartsch G., Grün D., Boehm T.: »Ein potenzieller Jungbrunnen für das Immunsystem«. Pressemitteilung Universität Würzburg online. 25.05.2022.

[16] Vgl. Meyer R.: »Epidemiologie: Warum Schlafmangel dick macht«. Deutsches Ärzteblatt. 2/2018.

[17] Vgl. N. N.: »Rauschtrinken schwächt Immunabwehr«. drugcom.de. 25.09.2009; vgl. Pruett S., Fan R.: »Ethanol inhibits LPS-induced signaling and modulates cytokine production in peritoneal macrophages in vivo in a model for binge drinking«. BMC Immunology 10 (2009).

[18] Vgl. N. N.: »Schon ein neugeborenes Mädchen hat eine stärkere Immunantwort als ein Junge«. Riffreporter. 28.05.2024.

[19] Vgl. Kessler H.: »Angriff auf den eigenen Körper«. USZ online. 04.04.2025.

[20] Leitlinien-Forum. Gesellschaft für Phytotherapie online.

[21] Vgl. Schmidt P.: »Anzahl der Personen in Deutschland, die bei Medikamenten besonderen Wert auf Naturheilmittel bzw. schonende Arzneien legen, von 2019 bis 2024«. statista online. 09.01.2025.

[22] Vgl. Suhr F.: »Wofür die Deutschen zum Heilpraktiker gehen«. statista online. 01.08.2017.

[23] Vgl. Ammon K., Baumgartner S., Benke J. et al.: »Der aktuelle Stand der Forschung zur Homöopathie«. WissHom 2016.

[24] Vgl. Przegendza N.: »Segment der rezeptfreien Phytopharmaka hat sich erholt«. Healthcare Marketing. 05.02.2024.

[25] Vgl. N. N.: »Kneipp-Anwendungen zur Stärkung des Immunsystems«. KneippBund online. 2016.

[26] Vgl. N. N.: »Wie Schlaf das Immunsystem stärkt«. a. a. O.

[27] Vgl. »Immunologie: Guter Schlaf weckt das Immunsystem«. News LMU online. 07.03.2024.

[28] Alle Werte zu finden unter: »Referenzwerte«. DGE online. https://www.dge.de/wissenschaft/referenzwerte/.

[29] Vgl. N. N.: »Eisenmangel unterdrückt Bildung wichtiger Immunzellen«. PZ online. 06.10.2022.

[30] »Rhinovirus«. DocCheck Flexikon.

[31] Vgl.: Frank R., Shinhan-Kumpfmüller K., Puttinger J. et al.: »Wirkung von Honig auf das Immunsystem und die Gesundheit«. Ernährung & Medizin 22 (2007).

[32] Vgl. Neth, C.: »Hilft Honig bei Kinderhusten?«. PTA heute.de 29.11.2018. https://www.ptaheute.de/aktuelles/2018/11/29/hilft-honig-bei-kinderhusten.

[33] Hüttemann D.: »Wie Fieber dem Immunsystem hilft«. PZ online. 22.01.2019.

[34] Vgl. N. N.: »Fieber senken: Ab wann, welche Hausmittel und Medikamente helfen?« ARD online. 07.01.2025.

[35] Vgl. N. N.: »Natürliche Hilfe gegen Blasenentzündungen: Studie bestätigt Wirksamkeit von Cranberrysaft«. Urologische Stiftung Gesundheit online. 10.09.2024.

[36] Vgl. Benedetti J.: »Übersicht über Überempfindlichkeitsreaktionen und reaktive Hauterkrankungen«. MSD Manual. 05/2024.

[37] Vgl. Goeser F.: »Mikrobiomforschung: Wie körpereigene Keime als ›Superorgan‹ agieren«. Deutsches Ärzteblatt online. 25/2012.

[38] Vgl. Wastyk H. C., Fragiadakis G. K., Perelman D. et al.: »Gut-microbiota-targeted diets modulate human immune status«. Cell 184 (2021). 4137–4153.

[39] Vgl. Menni C., Zierer J., Pallister T. et al.: »Omega-3 fatty acids correlate with gut microbiome diversity and production of N-carbamyglutamate in middle aged and elderly women«. Scientific Reports 7 (2017).

[40] Vgl. »Intervallfasten zeigt positive Effekte auf den Blutzuckerspiegel«. Medpertise online. 10.10.2024; https://www.buchinger-wilhelmi.com.

[41] Vgl. N. N.: »Wie Stress unser Immunsystem beeinflusst«. USZ online. 02.08.2021.

[42] Vgl. N. N.: »Immunsystem: Wie Einsamkeit die Gesundheit gefährdet«. Deutsches Ärzteblatt online. 25.11.2015.

[43] Vgl. Jötten F.: »Wie Sport dem Immunsystem schaden und nützen kann«. Spektrum online. 15.11.2021.

[44] Vgl. N. N.: »Neue Studie belegt: Sport wirkt entzündungshemmend«. DOSB online. 31.12.2015.

[45] »Essen bis die Chipstüte leer ist«. FAU online. 15.05.2015.

[46] Vgl. Brendler M.: »Knabbern von Nüssen hilft, weniger zuzunehmen«. Medical Tribune online. 28.10.2019.

[47] Vgl. N. N.: »Wie Schlaf das Immunsystem stärkt«. a. a. O.

[48] Vgl. Lange T.: »Ist Schlaf wirklich die beste Medizin?«. Universität zu Lübeck online. 18.01.2015.

[49] Vgl. Zittlau J.: » Warmduscher schlafen besser«. Die Rheinpfalz online. 12.09.2019.

[50] Vgl. Frank R., Shinhan-Kumpfmüller K., Puttinger J. et al.: a. a. O.

[51] Vgl. Alonso W. J., Nascimento F. C., Shapiro J. et al.: »Facing Ubiquitous Viruses: When Hand Washing Is Not Enough«. Clin Infect Dis 56 (2013). 617.

Abrufdatum sämtliche Links: 17.04.2025

Sachregister

Rezepturen

BILDNACHWEIS

Cover: GU/Susanne Schramke (Portrait), Shutterstock (Illustration)
Fotoproduktion: GU/Susanne Schramke
Styling: Christine Schieder Styling
Make-up: Anna Dritsu
Rezeptshooting: GU/Stockfood Studios/Tina Engel
Illustrationen: GU/Lars Baus
Adobe Stock: S. 2_1 (Wh.), 8, 66, 67_1, 69_2, 77_2, 142, 155; Getty Images: S. 5_1 (Wh.), 26, 61, 63, 67_2, 68_1, 68_2, 69_1, 76, 77_1, 90, 105 (2), 122, 125, 127, 134, 143 (2), 160; GU-Archiv/Fotos mit Geschmack: S. 141 (2); GU-Archiv/Thorsten Südfels: S. 56; GU-Archiv/Katrin Winner: S. 145, 146, 149, 150, 152, 153; iStockphoto: S. 2_2 (Wh.), 3 (2), 17, 52, 81, 115, 170

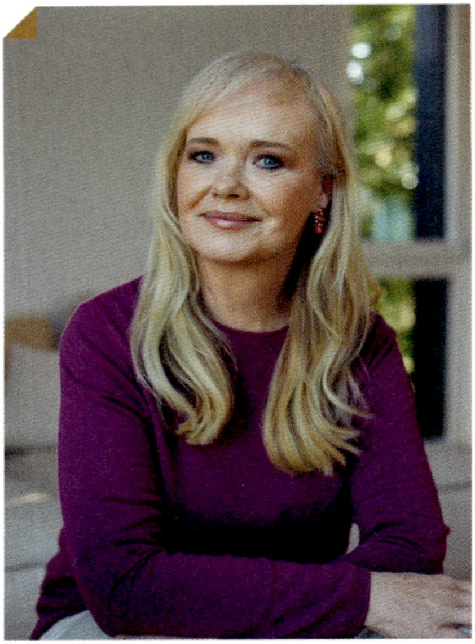

ZUR AUTORIN

Dr. med. Franziska Rubin ist Ärztin aus Leidenschaft – und überzeugt davon, dass in der Natur oft die besten Helfer für unsere Gesundheit stecken. Seit vielen Jahren zeigt sie, wie Heilpflanzen, Hausmittel und kleine Veränderungen im Alltag große Wirkung haben können. Ob in ihren Büchern oder früher im Fernsehen – sie liebt es, medizinisches Wissen verständlich zu machen und Menschen zu ermutigen, mehr auf ihren Körper zu hören und selbst aktiv zu werden. Franziska verbindet medizinisches Know-how mit einem tiefen Vertrauen in natürliche Wege zur Heilung – klar, lebensnah und immer mit Herz.

Besuchen Sie Franziska Rubin auf:

DIE BÜCHERMENSCHEN HINTER DIESEM PROJEKT

Verlagsleitung: Eva Dotterweich
Projektleitung: Franziska Mohrfeldt
Texte: Franziska Rubin, Sylvie Hinderberger
Lektorat: Annette Gillich-Beltz
Cover: ki 36 Editorial Design, München, Sabine Skrobek
Layout: ki 36 Editorial Design, München, Bettina Stickel
Satz: Christopher Hammond
Herstellung: Petra Roth
Bildredaktion: Simone Hoffmann
Reproduktion: Medienprinzen GmbH, München
Druck & Bindung: Firmengruppe APPL, aprinta druck, Wemding

Grillparzerstraße 8, 81675 München

www.gu.de/kontakt | hallo@gu.de

GU ist eine eingetragene Marke der GRÄFE UND UNZER VERLAG GmbH

1. Auflage 2025, ISBN: 978-3-8338-9652-1

WICHTIGER HINWEIS

Die Gedanken, Methoden und Anregungen in diesem Buch stellen die Meinung bzw. Erfahrung des Verfassers dar. Sie wurden von der Autorin nach bestem Wissen erstellt und mit größtmöglicher Sorgfalt geprüft. Sie bieten jedoch keinen Ersatz für persönlichen kompetenten medizinischen Rat. Jede Leserin, jeder Leser ist für das eigene Tun und Lassen auch weiterhin selbst verantwortlich. Weder Autorin noch Verlag können für eventuelle Nachteile oder Schäden, die aus den im Buch gegebenen praktischen Hinweisen resultieren, eine Haftung übernehmen.